# ESSAI

SUR

# LES NÉVROMES

PAR

**Georges RUMEN,**

Docteur en médecine de la Faculté de Paris,
Aide-major stagiaire au Val-de-Grâce.

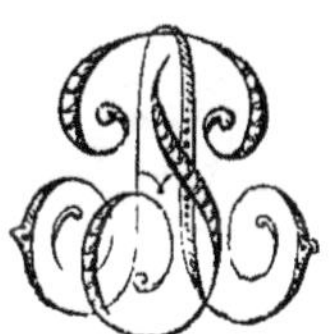

PARIS
A. PARENT, IMPRIMEUR DE LA FACULTÉ DE MÉDECINE
Rue Monsieur-le-Prince, 31

1875

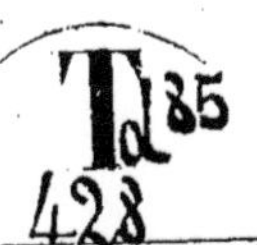

# ESSAI

SUR

# LES NÉVROMES

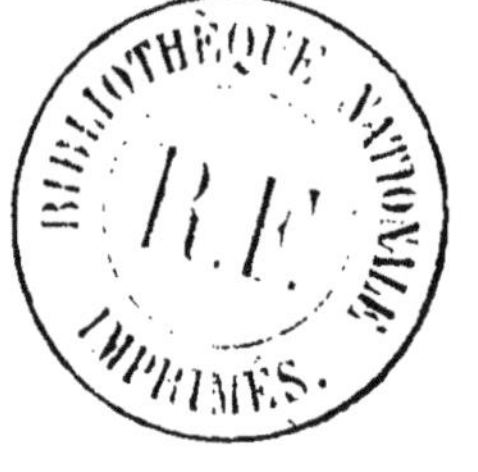


PAR

**Georges RUMEN,**

Docteur en médecine de la Faculté de Paris,
Aide-major stagiaire au Val-de-Grâce.

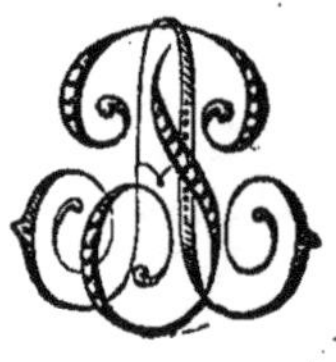



PARIS

A. PARENT, IMPRIMEUR DE LA FACULTÉ DE MÉDECINE

Rue Monsieur-le-Prince, 31

1875

A MON PÈRE ET A MA MÈRE

Affection et reconnaissance

A MA SŒUR

A MES PARENTS

A MES AMIS

Rumen.

AUX MÉDECINS ET CHIRURGIENS DES HOPITAUX DE NANTES, MES PREMIERS MAITRES

A M. V. PAULET

Médecin principal d'armée,
Professeur à l'Ecole de Médecine et de Pharmacie militaire du Val-de-Grâce.
Officier de la Légion d'honneur.

A M. GAUJOT

Médecin principal d'armée,
Professeur à l'Ecole du Val-de-Grâce,
Chevalier de la Légion d'honneur.

A MON PRÉSIDENT DE THÈSE

M. LE PROFESSEUR BROCA

# ESSAI

SUR

# LES NÉVROMES

> « In viris plus semel ea vidi : albicant intus, cartilagineæ duritiæ sunt, renitentia, et intra nervorum tunicas sedem habent. » (CAMPER.)

## INTRODUCTION

Un siècle ne s'est pas encore écoulé depuis le jour où Camper, envisageant un des premiers la question des tumeurs des nerfs sous son véritable jour, et la tirant enfin du chaos et de la confusion où elle avait été plongée jusqu'alors, écrivait les quelques mots qui servent d'épigraphe à notre thèse inaugurale. Depuis cette époque, les névrômes n'ont cessé d'attirer l'attention des chirurgiens et des anatomistes. Malgré la fréquence relativement très-restreinte de cette affection, des travaux importants et des monographies remarquables sont venus de temps en temps jeter sur cet intéressant sujet de nouvelles lumières.

Durant notre dernière année de stage au Val-de-Grâce, il nous a été donné d'observer dans le service de M. le professeur Gaujot, un cas de névromes multiples du nerf médian, dont les caractères nous parurent si tranchés et les allures si classiques que nous résolûmes aussitôt de nous livrer à quelques recherches bibliographiques touchant les lésions physiques des nerfs, sur lesquelles nous ne possédions encore que des notions bien incomplètess

Nous avons donc compulsé les auteurs, peu nombreux du reste, qui se sont plus particulièrement occupés de névromes des membres, et, mettant à profit nos quelques connaissances de la langue anglaise, nous avons mis à contribution les excellents travaux de Robert Smith, Warren, Lockhart Clarke, Holmes, Paget, etc.

Mais, au milieu de tous ces documents, contradictoires parfois, de cette profusion de matériaux, les recherches deviennent difficiles par le nombre et la diversité des opinions émises, et l'esprit le plus éclairé peut à chaque pas s'égarer, et perdre de vue le but qu'il s'est proposé d'atteindre.

Il ne nous a pas paru inutile de réunir en quelques pages toutes ces théories, de mettre en lumière les points les plus précis de la question, de rassembler en un faisceau commun tous ces éléments épars çà et là, en un mot d'établir le bilan actuel de la science relativement aux névrômes.

Ce travail, nous le reconnaissons sans peine, eût demandé, pour être mené à bonne fin, des développements assez étendus ; mais le temps, en raison de nos obligations particulières, et surtout l'expérience nécessaire, nous ont fait complètement défaut. Tel qu'il est, cependant, nous livrons ce faible essai, premier fruit de nos études, à la bienveillante appréciation de nos juges, persuadé qu'ils y trouveront la preuve, sinon d'une vaste érudition, au moins de notre ferme intention de bien faire.

Envisageant surtout la question au point de vue particulier des névromes des membres, nous diviserons ce travail en cinq chapitres :

Dans le premier, nous ferons, d'une façon aussi complète que possible, un rapide exposé historique destiné à faire voir les diverses phases suivies dans la science par la question des névromes, et le point précis où elle en est arrivée. Persuadé que, dans cette étude comme dans bien d'autres, l'anatomie pathologique seule peut nous conduire à des résultats satisfaisants, et à des conclusions indiscutables, nous avons principalement insisté sur ce point, qui fait l'objet du deuxième chapitre.

Le troisième chapitre est consacré à l'examen des névromes au point de vue clinique et essentiellement pratique; nous établirons successivement les symptômes, l'étiologie, la marche, le diagnostic et le pronostic de ces tumeurs.

Dans un quatrième chapitre, nous passerons en revue les divers modes de traitement en usage.

Enfin, dans un cinquième et dernier, nous produirons quelques observations, dont l'une nous est personnelle, nous réservant de les commenter et d'en tirer, chemin faisant, telles déductions qu'il nous semblera convenable.

## CHAPITRE PREMIER

### HISTORIQUE

On a voulu prétendre, pendant longtemps, que les anciens auteurs, Hippocrate (Op. omnia, t. II), Galien, Avicenne avaient connu et décrit le névrome, mais il nous semble difficile, sinon impossible, d'appuyer ces assertions sur des preuves irréfutables. Il paraît, au contraire, démontré aujourd'hui que Jean de Vigo (1512), Fernel (1578), et Morgagni lui-même, n'ayant sur la structure des nerfs que des notions très-imparfaites, privés d'ailleurs des lumières de l'anatomie pathologique, ont reconnu peut-être le caractère douloureux d'un grand nombre de ces tumeurs, et les rapports de continuité qu'elles affectaient avec les troncs nerveux, mais n'ont pas su, à coup sûr, reconnaître leur point de départ, ni indiquer quoi que ce soit concernant leur structure.

Dans une excellente thèse soutenue en 1867, M. Caizergues veut absolument voir dans le passage suivant d'Ambroisé Paré une allusion directe au névrome, ce qui ne nous satisfait nullement, comme l'on va voir :

« Nodus, dit A. Paré (œuvres, 1633, liv. VII), est tumeur ronde, dure, immobile; ainsi dite par similitude qu'il a d'un nœud de corde. Guidon dit qu'il se trouve volontiers ès lieux nerveux, mais nous le prenons aussi communément et improprement pour une tumeur dure qui vient ès os, laquelle est assez fréquente aux vérollés. »

Il nous semble incontestable que A. Paré a voulu désigner ici les périostoses syphilitiques si communes à cette époque où la vérole arrivait si promptement aux manifestations tertiaires.

Un siècle plus tard, Boerhaave (Prælectiones academicæ de morbis nervorum, Leyde; 1761) reproduit par Hovius et Van Swieten, parle de l'état calleux des extrémités nerveuses, et semble ainsi prévoir le névrome d'amputation.

Cheselden (The anatomy of the human body) est plus explicite encore : il décrit (1768) une tumeur développée dans le centre du cubital, un peu au-dessus du pli du coude, de la nature des kystes, et contenant une gelée transparente. « Les fibres nerveuses étaient divisées et parcouraient sa surface ; cette tumeur causait un grand engourdissement dans toute la région animée par le nerf, et une douleur excessive lors du moindre toucher ou du moindre contact. »

Voilà, certes, une excellente description du névrome interfibrillaire ; mais quelques pages plus loin, on voit Cheselden confondre sous ce nom de névrome des tumeurs douloureuses sous-cutanées. Cette confusion, en somme, n'est pas aussi regrettable qu'on a bien voulu le dire jusqu'ici, attendu que, le plus souvent, comme nous espérons le prouver, les tubercules douloureux ont, la plupart du temps, une structure identique à celle du névrome.

Du reste, cette confusion va persister longtemps encore entre ces deux variétés de tumeur. A cette même époque, Camper (Demonstrat. anatomico-patholog.; Amstelod., 1760), ayant extirpé du bras d'une femme deux tumeurs douloureuses, en fait la description suivante :

« Non raro in nervis cutaneis tubercula parva ac dura « observantur, quæ vera ganglia sunt, pisi magnitudinem « licet non excedant, dies tamen noctesque acutissimis do- « loribus ægros torquent. » Et plus loin : « Externis reme- « diis non cedunt ; scalpello igitur ea attingere oportet. In « viris plus semel ea vidi : albicant intus, cartilagineæ « duritiæ sunt, et intra tunicas nervorum sedem habent. »

Si la première partie de cette description semble plutôt désigner des tubercules douloureux, on ne saurait se dissimuler que la seconde s'applique parfaitement aux névromes, qui « intra tunicas nervorum sedem habent. »

Aux tumeurs douloureuses sous-cutanées se rapportent encore les observations de Gesscher, de Short (à propos d'une femme chez laquelle l'intensité des douleurs provoqua des attaques épileptiformes et qui fut guérie après extirpation), de Marc-Antoine Petit, dans son discours sur la douleur (1799), de Chaussier, etc.

Quant à l'étude des tumeurs se développant plus particulièrement dans l'épaisseur des gros troncs nerveux, elle fit quelques progrès alors et sortit un peu de l'cbscurité où elle était plongée jusque-là. Ces progrès sont dus à Neumann, à Ant. Dubois qui observa une tumeur citée partout et remarquable par son volume : « Magni-« tudine mediocris melonis de nervo brachii mediano or-« tum, » à Everard Home, à Hunter, à Alexander (De tumo-« ribus nervorum; Leyde, 1810), à Louis, etc.

Il est déjà facile de voir à cette époque combien la question des névromes a progressé, et combien la connaissance de la structure intime de ces tumeurs a gagné de terrain.

Jusque-là, cependant, le mot névrome n'avait pas été prononcé. Ce fut Odier de Genève (Médecine pratique, 1803), qui, à propos d'une production morbide, « espèce d'anévrysme du nerf radial, » l'introduisit dans la science : « Tous les filets nerveux, dit-il, étaient écartés les uns des autres en forme d'éventail ou comme les côtes d'un melon, tandis que le centre était rempli d'une substance blanchâtre qui, en quelques endroits, avait un peu jauni, et qui était épanchée dans les intervalles d'un nombre infini de vaisseaux transparents, entrelacés les uns dans les autres. » Et il conclut ainsi : « On peut donner le nom de névrome à des tumeurs mobiles, circonscrites et profondes, qui sont produites par le gonflement accidentel d'un nerf, à l'extrémité duquel la compression de la tumeur fait éprouver des crampes très-pénibles. »

Enfin, Dupuytren et Wood (Painful subcutaneous tumour), pour les tumeurs douloureuses sous-cutanées, Aronssohn et Descot (1822), pour les autres névromes, fermaient à cette époque, par leurs brillantes leçons et leurs travaux remarquables, la première période de l'histoire des névromes en général, période dite d'observation Foucault).

A partir de ce moment, on rencontre le névrome de temps à autre dans les auteurs, mais c'est pour discuter s'il est, ou non, de nature cancéreuse. Bayle et Cayol (1812), dans leur article du Dictionnaire des sciences médicales sur le cancer, confondent le névrome avec les tumeurs ayant subi une dégénérescence encéphaloïde, et Scarpa, Maunoir, Otto, Bégin partagent la même opinion. Ce fut Schiffner qui, le premier (Med. Jahrbücher des Osterreich, 1820), démontra que les tumeurs des nerfs appelées névromes n'avaient aucun rapport avec le cancer, et reconnut parfaitement dans le nerf lui-même le point de départ du produit pathologique. Il établit du même coup la multiplicité et la généralisation de certaines de ces tumeurs, ainsi que leur coïncidence presque constante avec le crétinisme, ou, au moins, avec un délabrement particulier des fonctions physiques et intellectuelles.

C'est ici que commence la période vraiment brillante, vraiment chirurgicale, de l'histoire des névromes. C'est le moment des grandes discussions à la Société de chirurgie, à la tribune de laquelle nous voyons successivement passer M. Houel (névromes multiples), M. Lebert (Rapport sur le mémoire de M. Houel, 1853), Giraldès, Serres, Morel-Lavallée, pendant que, dans les hôpitaux, Velpeau,

Bonnet (de Lyon), Broca, Verneuil, enregistraient de nouvelles observations, et que Bischoff, Barkow, Schœnlein, R. Smith, Sangalli, etc., etc., apportaient de nombreux et précieux documents. En même temps, on s'apercevait que plusieurs névromes, déjà opérés, récidivaient (Velpeau, obs. de M^me^ de T... ; Facieu, obs. de Chénard; obs. Delaporte, thèse de Giraudet) et que la douleur, quelquefois persistante des moignons d'amputés, était due à la compression du renflement terminal des nerfs sectionnés.

A partir de ce moment, tous les auteurs qui traitent la question ont une tendance marquée à considérer tous les névromes comme des fibromes purs, et nous voyons, par exemple, M. Tillaux (thèse d'agrégation, 1866) ne parler qu'à peine des névromes vrais (médullomes), alors qu'il s'étend avec complaisance sur les névromes fibreux ou fibromes.

Il fallait les progrès que Remak et Waller ont imprimés à l'anatomie normale et pathologique du système nerveux pour faire entrevoir enfin les tumeurs constituées par du véritable tissu nerveux, et permettre d'entreprendre leur histoire.

Fuhrer, le premier, en 1850, entra résolument dans cette nouvelle voie. Il montra, en effet, par des recherches microscopiques faites sur le névrome, que cette tumeur ne consiste pas seulement en tissu conjonctif, mais en fibres nerveuses. Virchow y apporta son autorité et son expérience, en démontrant que les tumeurs sphériques qui se développent à l'extrémité supérieure du moignon des amputés sont constituées en grande partie par des fibres nerveuses, ce que Wedl avait déjà entrevu, une année auparavant. Puis, en 1865, Fœrster publiait à

Leipzig une nouvelle édition de son Traité d'anatomie pathologique, où la question se trouvait parfaitement et complètement exposée : « Les névromes, dit-il, formés de tissu analogue à la substance grise du cerveau ou de la moelle, ne sont pas extrêmement rares. » Les deux principales variétés de névromes, fibromes et médullomes, étaient donc bien et dûment constituées. Virchow en ajouta une nouvelle, l'espèce myxome, qui, d'après M. Foucault (1872), est une des plus fréquentes.

En terminant ce court historique, il convient, pour être complet et pour ne citer que les ouvrages français, de citer les excellentes monographies de Leboucq (1865), Margerin (1867), Caizergues (Montpellier, 1867) et Foucault (1873), les nombreux et brillants travaux de Cornil et Ranvier, Labbé et Legros, et enfin, dans ces derniers temps, la savante Anatomie pathologique de M. le professeur agrégé Lancereaux, auxquels nous aurons l'occasion, dans le cours de cet essai, de faire de nombreux emprunts.

## CHAPITRE II.

### ANATOMIE PATHOLOGIQUE DES NÉVROMES.

Pris dans une acception conforme à son étymologie, le mot névrome désigne une tumeur formée par l'hyperplasie de l'élément nerveux, c'est-à-dire des tubes et des cellules nerveuses. Toutefois, comme les tumeurs sont rarement formées par un seul élément, mais par l'association d'un certain nombre, la tumeur prend son nom de l'élément le plus élevé dans l'échelle de l'organisation : « A potiori fit dominatio, » dit Virchow. Ce qui détermine le choix du nom doit être le caractère principal, ce qui en constitue la partie essentielle. Le nom peut, par conséquent, ne pas toujours résulter de la partie qui forme la masse la plus considérable. Cette réserve est importante, comme on le verra, pour le névrome. Portera ce nom, toute tumeur dans laquelle l'élément nerveux entrera comme partie constituante, à quelque degré que ce soit, pourvu que cet élément soit intimement associé au reste de la masse.

Le mot névrome, dont la signification était si confuse autrefois et la nature si mal interprétée, répond donc pour nous à un état pathologique des nerfs bien déterminé. C'est une tumeur située sur le trajet d'un nerf, anatomiquement constituée par la production anormale, tantôt d'un tissu fibreux, tantôt d'un tissu véritablement nerveux de nouvelle formation.

Cette définition, que nous empruntons presque textuellement à M. Tillaux (thèse d'agrégation, 1866), nous amène naturellement à admettre avec lui deux variétés de névromes : l'une, qui, se rapportant à la première partie de la définition qui précède, est improprement appelée névrome et ne représente qu'une tumeur fibreuse ou fibrome ; l'autre, constituée par une réelle hyperplasie des éléments nerveux, sera le névrome proprement dit. Pour nous, comme pour M. Tillaux, il est préférable de conserver ce mot de névrome comme un terme générique ne désignant que le siége de la tumeur sur le trajet du nerf, quelle que soit la nature du produit morbide. On pourrait admettre ainsi des névromes fibreux, nerveux, cancéreux, kystiques, etc.

Ce que O. Weber désigne sous le nom de névrome nerveux, Virchow sous le nom de névrome hyperplastique, nous l'appellerons médullome (Tillaux), en y joignant le névrome périphérique décrit par Verneuil. Cette seconde variété est constituée par la production, dans la continuité d'un nerf (plus fréquemment dans le bout d'un nerf coupé), d'un tissu jeune qui entre en relation avec le tissu ancien du nerf et qui s'entoure, le plus souvent, d'une gangue fibreuse.

Une grande quantité des observations recueillies et publiées jusqu'à ce jour se raportent à la première variété, la classe des fibromes. Ce sont, en effet, ces tumeurs qui se montrent le plus fréquemment sur les nerfs. Nous commencerons donc par elles l'étude anatomo-pathologique que nous nous proposons de faire en ce moment.

A. *Des fibromes des nerfs.* — Le fibrome est une tumeur constituée par l'hypertrophie de l'enveloppe fibreuse des nerfs. le névrilème. Cette tumeur, formée d'un tissu dense, homogène, d'un blanc à reflets blanchâtres ou jaunâtres qui paraît nacré en certains endroits, peut être libre de tout adhérence avec les organes voisins. D'autres fois, au contraire, on voit les tissus fibreux dont elle se compose se combiner aux tissus environnants, elle est renfermée dans une coque fibreuse se continuant avec le névrilème du nerf. L'épaisseur de cette coque, souvent très-vasculaire, peut s'élever jusqu'à 2 millimètres. Dans la cavité de cette enveloppe, le tissu fibreux se montre sous la forme de feuillets stratifiés, s'emboîtant les uns dans les autres.

Nous avons dit plus haut que la tumeur était homogène : c'est, en effet, le cas le plus fréquent; mais quelquefois on trouve, en l'incisant, de petits kystes contenant un liquide séreux. Ainsi se trouve justifiée et expliquée la dénomination de névrome kystique, que l'on rencontre parfois par opposition à celle de névrome solide, dont certains auteurs se servent, indiquant par là que la tumeur ne contient pas de cavité dans son intérieur. On sait, d'ailleurs, que le développement de kystes au milieu de fibromes a lieu assez ordinairement. C'est un fait connu de tous que ce produit se rencontre, même assez fréquemment, dans les tumeurs fibreuses de l'utérus. R. Smith, qui s'est beaucoup occupé de ces tumeurs, a trouvé, en les étudiant, un grand nombre de ces kystes renfermant tantôt du pus, de la fibrine coagulée, ou tout simplement de la sérosité.

Lockhart Clarke (*System of Surgery*, by Holmes, 1870) en parle également : « The tumour may consist of a sin-
« gle cyst containing a gelatinous fluid, or a larger mass
« of ordinary structure containing a number of cyst. »

On peut voir, en effet, certains de ces fibromes s'imbiber, en certains points, d'une sérosité transparente, tandis que, plus loin, ils se ramollissent peut-être après avoir subi la dégénérescence graisseuse. Comme le fait observer M. Tillaux (*loc. cit.*), du ramollissement à la formation d'aréoles, de cellules qui se réuniront pour former une cavité plus grande, il n'y a qu'un pas, et telle est, sans nul doute, l'origine des kystes qu'on rencontre dans les fibromes. Une autre opinion serait celle qui admettrait qu'il se forme dans ces tumeurs des bourses muqueuses; mais elle ne repose sur rien de probant.

Plusieurs auteurs ont voulu rapprocher ces névromes kystiques des myxomes décrits par Virchow (*Traité des tumeurs*, t. III). Leur cavité ne se formerait qu'après la rupture des trabécules fibreuses formant la trame du tissu. Tels sont les cas de Follin, contenant du liquide poisseux, gélatiniforme et transparent.

Fabre a trouvé sur le nerf poplité externe une masse hydatiforme, légèrement rosée, de la grosseur d'une petite amande. Sa consistance était assez forte et coïncidait avec des dilatations cylindriques du nerf poplité et quelques renflements sur son trajet. Tels sont encore les cas observés par Cheselden, Laforgue, Gutteridge (Hosp. London).

Parfois, dans la structure intime du fibrome, on a constaté des noyaux et des corps fusiformes de nature fibroplastique. M. Houel a même essayé de mettre à profit ce fait pour l'interprétation des symptômes qui accompagnent la tumeur : « Peut-être, dit-il, trouvera-t-on dans cette différence la raison de l'extrême douleur qu'occasionnent certaines tumeurs, tandis que d'autres sont à peu près indolentes. » Hâtons-nous d'ajouter que M. Houel n'a pas insisté davantage sur cette hypothèse toute gratuite.

La tumeur étant donc constituée par l'hypertrophie du névrilème, la disposition anatomique de cette membrane fibreuse nous servira à établir la classification des fibromes :

1° Le névrilème commun peut être seul le siège de l'hypertrophie ;

2° L'hypertrophie peut siéger dans le névrilème partiel secondaire qui estune division, un prolongement du névrilème commun, formant à l'intérieur du nerf de véritables cloisons fibreuses ;

3° Tout le névrilème est atteint, et son hypertrophie constitue le fibrome pur.

Examinons successivement ces trois variétés :

1° Dans la première forme (périphérique, cylindrique),

le névrilème commun est plus ou moins hypertrophié, dans une portion plus ou moins longue de son étendue, ce qui fait que le nerf présente à ce niveau un renflement dont la forme est variable. A l'examen microscopique, plusieurs fois fait, depuis Lebert, par Robin, Broca et Verneuil, on constate la présence de quelques fibres nerveuses uniformément répandues au milieu d'un tissu fibreux très-abondant. Le névrome véritablement périphérique serait celui qui intéresserait seulement le névrilème commun et qui, par conséquent, ne contiendrait que peu de fibres nerveuses. Ce névrome existe, mais il est excessivement rare.

2° Ailleurs, la production du tissu nouveau se fait dans les cloisons émanant du névrilème, ou aux dépens du périnèvre, suivant Virchow; c'est le névrome interfibrillaire de Lebert, ou névrome interstitiel. Dans ce cas, le tissu fibreux occupe le centre de la tumeur et les nerfs rampent à sa surface, et se disséminent en s'éparpillant à la manière des côtes d'une bourriche longue et bombée au centre (Velpeau).

Une deuxième forme de névrome interstitiel ou interfibrillaire est la forme que Lebert appelle latérale. L'hypertrophie fibreuse, placée primitivement au centre, a fait hernie sur un des côtés de la tumeur; on peut voir alors des filets nerveux pénétrer dans le fibrome, tandis que d'autres restent à sa surface. Disons en passant qu'un fibrome latéral peut devenir le point de départ d'un fibrome pédiculé.

Une troisième forme de cette variété a fait donner au fibrome qui en résulte le nom de fibrome diagonal. Les filets nerveux traversent, en effet, la tumeur en diagonale, formant entre eux des anastomoses obliques qui ont été parfaitement constatées par Lebert sur un fibrome, à l'état frais, que Michon venait d'extirper.

3° Si l'hypertrophie siége à la fois dans le névrilème commun et dans ses prolongements, on a alors le fibrome mixte. Il peut, en effet, être à la fois périphérique, cylindrique et interstitiel, et réunir aussi les caractères des deux autres formes. Au-dessus et au-dessous de la tumeur, le nerf a repris ses caractères habituels. Dans le cas de névromes multiplies, R. Smith a signalé quelque chose d'analogue à ce qui se produit dans les artères qui portent sur leur trajet une tumeur anévrysmale. Dans l'intervalle des tumeurs, les nerfs ont subi comme une élongation : ils serpentent et décrivent des flexuosités d'où résulte un véritable rétrécissement au point de jonction des courbures; au-dessus et au-dessous se voient des nodosités. Mais on n'a qu'à exercer une légère traction dans le sens de la longueur du nerf pour le voir reprendre immédiatement un calibre uniforme.

Nous ne voulons pas terminer la description des fibromes qui se développent dans la continuité des filets nerveux sans parler des tumeurs sous-cutanées douloureuses (painful subcutaneous tumour, Wood; durillons, Portal), qui, d'abord confondues avec les névromes, ont été ensuite décrites à part, et que nous réunissons de nouveau aux névromes ordinaires, pour les raisons suivantes :

Ces petites tumeurs, que Craigie appelait névromation (petit névrome), sont sous-cutanées, mobiles et peuvent devenir, soit par pression, soit à la suite de lésions mécaniques, soit spontanément, l'origine d'accidents névralgiques très-violents, quelquefois spasmodiques. Dans un cas curieux de Bisset (1792), chaque époque menstruelle, chaque grossesse amenait une augmentation considérable dans les souffrances.

La seule question à élucider qui nous autorise à assimiler ainsi les tubercules douloureux aux névromes est de savoir si l'on a constaté dans leur structure ou en contact avec eux la présence des fibres nerveuses.

Si, dans plusieurs cas, il a été impossible de trouver, pour ces tumeurs, ni connexion avec les nerfs, ni existence de fibres nerveuses dans leur intérieur (Schuh, Langenbeck, Billroth), il faut l'attribuer, sans nul doute, à l'imperfection des moyens d'investigation, ou à des opinions contraires préconçues. Depuis, en effet, que le microscope est entré dans le domaine de la pratique, et que les observateurs s'en sont servis, les résultats sont devenus tout opposés.

Vallender (1858) découvrait dans un tubercule de ce genre, des fibres nerveuses renfermant de la myéline, sans ramifications, au nombre de dix à vingt. Plus tard, Virchow a vu que, sur un tubercule de la région malléolaire, non-seulement il y entrait et en sortait un nerf, mais que cette tumeur, qui avait à peu près le volume d'un haricot, était presque tout entière constituée par des fibres nerveuses amyéliques. Les travaux récents des micrographes sont venus confirmer pleinement notre manière de voir ; les uns, frappés de la douleur, quelquefois excessive de ces petites tumeurs, ont voulu voir là une hypertrophie des corpuscules de tact ; d'autres, et nous sommes du nombre, les ont tout simplement considérées comme de petis névromes la plupart du temps fibreux. Remarquons, d'ailleurs, que, comme les névromes, ces tumeurs n'ont que peu de tendance à augmenter de volume et à s'ulcérer ; qu'elles ne se généralisent que rarement (le cas de Wood qui en trouva trois sur le même nerf est une exception), et qu'elles présentent absolument les mêmes symptômes, la même marche, la même étiologie. Il résulte de ces faits que les véritables tubercules douloureux peuvent en tout et pour tout être assimilés aux névromes, avec lesquels, du reste, ils ont été de tout temps confondus. Cette seule différence, que les tumeurs douloureuses sous-cutanées sont placées sur un filet nerveux de moyen ou de petit calibre, et non, comme les névromes ordinaires, sur le trajet d'un tronc important, ne nous paraît pas suffisante pour autoriser sa distinction et sa séparation des tumeurs nerveuses qui font l'objet de ce travail.

Une autre variété de tumeur des nerfs, mais dont les éléments anatomiques sont essentiellement différents, et dont la description est due, comme nous l'avons dit, à Virchow, est le myxome, auquel il a consacré un chapitre spécial dans son Traité des tumeurs : les myxomes (tumeur colloïde, gélatiniforme, sarcome gélatiniforme, cancer colloïde, collonema) des nerfs sont des tumeurs de volume variable, à marche lente et continue, fusiformes ou globuleuses, uniques, multiples ou généralisées, de consistance demi-molle ou fluctuante ; ils ont quelquefois les caractères des kystes (myxomes kystiques), ou d'une tumeur fibreuse (myxome fibreux). Procédant d'un tissu quelconque de la série des tissus conjonctifs, le myxome est constitué par un tissu analogue au tissu muqueux et se présente sous deux formes : dans l'une, sa structure histologique se rapproche de celle du corps vitré, avec des cellules étoilées à noyaux, séparées par une substance tremblotante ; dans l'autre, sa constitution est identique au tissu muqueux du cordon ombilical avec des cellules étoilées et fusiformes communiquant par leurs prolongements. La substance intermédiaire contient de la mucine (Virchow). Ce tissu muqueux, d'après lui, est parfaitement défini et existe à l'état normal et pathologique ; il peut constituer des tumeurs, qu'il ne faut pas confondre avec les kystes muqueux dans lesquels le mucus joue, non le rôle du tissu, mais bien de produit sécrété, tumeur siégeant sur le trajet des gros troncs nerveux et se rapprochant, au point de vue clinique, des fibromes et des médullomes.

A côté des tumeurs qui ont leur siége dans la continuité des nerfs se placent naturellement celles qui se produisent sur les extrémités des nerfs divisés après la section des membres, et qui portent le nom de névromes d'amputation ou névromes cicatriciels.

« The nerves, at the extremities of amputed stump, « being exposed to pressure against the bone, sometimes « enlarge, become painful, and require excision. » (Surgical observations on tumours, Boston, 1837, p. 450.) Quand de gros troncs nerveux, en effet, ont été coupés sans qu'il soit possible de voir la cicatrisation rétablir les anciens rapports, il se produit à l'extrémité du nerf sectionné un travail indiquant une tendance à la régénération ; mais cette régénération complète n'étant pas possible, l'effort tenté n'aboutit qu'à une tuméfaction revêtant la forme d'une tumeur. Cette tumeur est le plus souvent adhérente à la cicatrice des parties molles, et on a de la peine à la disséquer avec le scalpel. Quand la section a porté sur plusieurs troncs nerveux, comme cela a lieu, par exemple, dans l'amputation du bras au tiers supérieur, il arrive qu'ils confondent leurs extrémités au point de ne former qu'une seule tumeur. Virchow a constaté plus d'une fois, et notamment dans le cas dont il donne le dessin (Traité des tumeurs, t. III, p. 441), que, comme dans la régénération d'un seul nerf sectionné, il existait à l'extrémité de chacun des nerfs une nodosité qui se rattachait au renflement central par un cordon dur et aplati.

Pour dire de suite tout ce qui a trait à cette espèce particulière de névrome, recherchons les causes qui la produisent : « Le développement des névromes d'amputation résulte de l'irritation inflammatoire qui succède à l'opération et accompagne la cicatrisation ; mais les pressions, les frottements antérieurs ne sont pas sans action sur leur volume. C'est à cette irritation sourde et prolongée qu'est due l'hypergénèse du tissu connectif qui constitue le névrilème... »

Ainsi s'exprimait M. Chauvel, notre professeur agrégé, dans ses recherches anatomo-pathologiques sur le moignon des amputés, publiées, en mars 1869, dans les *Archives de médecine*. Mais ces nodosités ne se forment pas dans les semaines qui suivent l'amputation, elles se montrent, au contraire, très-lentement, des mois et des années après, suivant les faits connus jusqu'à ce jour. Autour du nerf qui a été coupé, se fait un épanchement plastique, point de départ du tissu fibreux qui adhérera à la cicatrice du moignon et aux tissus cicatriciels voisins. C'est dans ce renflement fibreux que viennent se perdre les extrémités nerveuses, et ainsi se trouve constituée peu à peu une tumeur, tantôt arrondie, tantôt olivaire, quelquefois en massue. Ces névromes atteignent parfois des dimensions si considérables que l'on peut facilement les sentir durant la vie, dans les moignons un peu flasques des amputés. Ils atteignent facilement le volume d'une balle de fusil ou d'une prune ordinaire. Ils sont presque toujours le siége d'une extrême sensibilité et deviennent l'origine d'accidents névralgiques; nous adoptons pleinement, à ce sujet, l'opinion de Sömmering, pour lequel les douleurs qui se réveillent dans les moignons lors des changements de temps et les fait devenir de véritables baromètres (Virchow) doivent être attribuées au renflement terminal des nerfs. L'hyperesthésie est quelquefois telle, et les douleurs peuvent prendre un tel caractère d'acuité que l'on a vu des névromes d'amputation amener des convulsions, et même des attaques épileptiformes. Nous en trouvons un exemple dans Robert Smith : « Several examples are upon records in which neuroma have « occasionned epileptic convulsions, which have been per- « manently cured by the excision of the tumour. » (Treatise of neuroma.) D'autres névromes d'amputation peuvent, au contraire, être indolents. A quoi doit-on attribuer ces diversités dans la sensibilité d'un moignon? D'après le célèbre chirurgien de Dublin que nous venons de citer, la cause de ces variétés résiderait dans le plus ou moins de vascularisation de ces tumeurs. Chez un homme qui avait eté amputé du bras, il trouva trois névromes, dont l'un, placé sur le nerf cutané interne et très-douloureux, était très-riche en vaisseaux intérieurement et extérieurement, alors que les deux autres, situés à l'extrémité du médian, étaient indolores, mais pâles et décolorés, sans trace de vascularisation. Voici, d'autre part, les raisons qu'en donne Tillaux (thèse d'agrégat., 1866); dans le cas d'insensibilité, les extrémités des tubes nerveux divisés vont se perdre et s'atrophier dans une gangue fibreuse, tandis que, dans le cas d'hyperesthésie, ils se sont multipliés à l'infini, et l'on conçoit aisément que leur compression amène des névralgies plus ou moins intenses.

Nous basant sur les diverses observations qu'il nous a été donné de recueillir, nous inclinerions plutôt à penser que la douleur ou l'insensibilité du névrome tient surtout au développement plus ou moins considérable de fibres nerveuses de nouvelle formation au milieu de la gangue fibreuse du névrome.

Ce sont ces douleurs, quelquefois intolérables, qui ont amené le professeur Verneuil à formuler deux propositions importantes au point de vue des amputations en général : « Toutes les fois, dit-il, que l'extrémité d'un moignon sera destinée à supporter directement une pression continue, il faudra rejeter les procédés à lambeaux, l'inflexion de ces derniers plaçant de gros troncs nerveux dans une situation telle, que leur renflement terminal aura à supporter cette pression. » Et plus loin : « Les procédés opératoires pourront être conservés à la condition qu'on réséquera dans une certaine étendue les gros troncs nerveux dont la conservation pourrait amener les accidents précités. » Reste à savoir maintenant si cette résection des nerfs d'un moignon ne porte pas une fatale atteinte à sa cicatrisation et à sa vitalité ; c'est la crainte que nous nous permettons d'exprimer ici, malgré tout le respect que nous avons pour l'autorité du professeur Verneuil en pareille matière.

La sensibilité des moignons, quelquefois exagérée, devait naturellement faire conclure *à priori* à l'existence de fibres nevreuses dans la tumeur et l'on voit Van Hoorn et Prochaska décrire sans hésitation ces névromes comme une fongosité de la substance médullaire des canalicules nerveux. Mais ce fut bien longtemps encore après eux que Valentin et Lebert, à l'aide du microscope, vinrent démontrer d'une façon péremptoire, dans une tumeur de ce genre, l'existence de fibrilles nerveuses disjointes par le développement du tissu fibreux. D'autres chirurgiens Legouest, par exemple, et A. Guérin persistèrent encore à considérer ces tumeurs comme des fibromes, résultat de l'hypertrophie du tissu connectif. Mais quelque temps après, deux de nos maîtres, MM. Paulet et Villemin ayant soumis à un examen microscopique, aux Invalides, des coupes de moignons de vieux amputés, découvrirent la présence indéniable de tubes nerveux, de nouvelle formation qui, du renflement terminal, se rendaient au pourtour du moignon dans toutes les directions. (Chauvel, *eod. loco.*) A l'œil nu, peu ou point de différence entre la coupe d'un névrome d'amputation, celle d'un fibrome pur, ou d'un myxome (Virchow); mais il existe toujours, cependant, cette différence capitale que la continuité entre le nerf et le névrome est des plus évidentes. Au microscope, on y trouve des fibres amyéliques (pâles) à côté de fibres nerveuses à contenu médullaire (à double contour) ; partout, en même temps, on rencontre de petits faisceaux fibreux (fascicules), qui s'entrelacent et se croisent en tout sens de la façon la plus variée.

Les névromes d'amputation nous serviront de transition toute naturelle pour passer des fibromes des nerfs proprement dits, aux névromes nerveux, ou, comme nous les avons dénommés à l'exemple de Tillaux, aux médullomes. Dans les premiers, nous avons constaté la prédominance du tissu fibreux; ici, le tube et la cellule nerveuse se présentent en plus grande quantité.

*Névromes nerveux* (médullomes). — Ces tumeurs sont

anatomiquement constituées par une hypertrophie des éléments nerveux d'un nerf.

Dans la plupart des cas observés par Fœrster, les tumeurs étaient en continuité avec le cerveau ou la moelle, de sorte qu'on pouvait les attribuer à une exubérance hyperplastique de la substance grise elle-même; toutefois, dans d'autres cas, la nouvelle formation s'est montrée dans des endroits non en communication avec la substance nerveuse centrale. Dans ce cas, elle provenait peut-être du tissu conjonctif. Cependant cette provenance n'a pas été constatée (Margerin). Les recherches microscopiques (Fœrster) démontrent que ces névromes consistent en faisceaux nerveux, qui se croisent dans des directions variables : ces derniers renferment souvent des tubes nerveux, quelques-uns larges, d'autres étroits, contenant de la moelle, et construits d'une façon analogue aux tubes primitifs correspondants des nerfs spinaux. Entre eux se trouve du tissu conjonctif, en quantité variable. Tantôt c'est la masse des tubes qui domine, tantôt celle du tissu conjonctif.

Il y a aussi, dit Fœrster, des névromes qui renferment principalement des fibres nerveuses grises privées de moelle. On ne peut les distinguer du stroma du tissu conjonctif que par des recherches minutieuses et attentives, de sorte que, souvent, ils peuvent être confondus avec les fibromes.

Fœrster prétend également n'avoir jamais rencontré de nevromes dans lesquels les faisceaux nerveux morbides et leurs tubes se continuaient avec ceux des nerfs où siégeaient ces altérations. Il considère cette communication comme peu probable, et pense que la masse nerveuse de nouvelle formation forme un système indépendant.

D'après les mêmes observations, conformes en cela à celles de Weismann, le développement des fibres nerveuses, dans les névromes, provient du tissu conjonctif du nerf, tandis que ses tubes primitifs n'y ont aucune part.

Dans ces tumeurs, outre des noyaux et de petites cellules indifférentes, on peut voir encore des cellules fusiformes qui se prolongent peu à peu en devenant des tubes cylindriques, et leur prolongement est le résultat de l'augmentation de leurs noyaux, par suite de leur segmentation. On peut donc trouver dans un faisceau tous les degrés de transition des cellules nerveuses aux tubes primitifs. Ces cellules fusiformes proviennent des cellules du tissu conjonctif qui enveloppe les nerfs et qui se distribue comme stroma entre les faisceaux et les fibres. Ce névrome est tantôt simple, tantôt multiple. Dans ce dernier cas, il se trouve sur un nerf et ses rameaux, ou sur plusieurs, et même sur tous les nerfs de l'économie.

Ces névromes ont été divisés en deux catégories : 1° névromes fasciculaires; 2° névromes médullaires.

1° Ovales ou arrondis, lisses à leur surface, d'un volume qui peut quelquefois atteindre celui d'une noisette ou d'un œuf de poule, les névromes fasciculaires sont des tumeurs fermes, solides, nettement circonscrites dans quelques cas. Nous empruntons à un ouvrage tout récent, l'excellente Anatomie pathologique de M. le professeur agrégé Lancereaux, une description précise de ce névrome. « Il est, dit-il, constitué histologiquement par des tubes nerveux semblables aux tubes normaux, diversement entrecroisés, et séparés les uns des autres par du tissu conjonctif, plus ou moins riche en éléments cellulaires. Or, suivant qu'ils renferment des tubes nerveux à double contour, ou des fibres de Remak, les névromes fasciculaires ont été désignés par Virchow sous le nom de névromes myéliniques ou amyéliniques. »

Dans une intéressante étude anatomique de névromes publiés en mars 1870 dans le *Journal d'anatomie et de physiologie*, MM. Labbé et Legros ont observé des tumeurs caractérisées par l'hypergénèse et l'hypertrophie des éléments terminaux des nerfs.

« Dans l'espace d'un mois, disent-ils, nous avons pu voir trois névromes ; les trois tumeurs étaient dues à une hypergénèse d'éléments nerveux, mais deux seulement présentaient le type de ce qui a été décrit sous le nom de *névrome vrai*, la troisième avait son siége dans les nerfs sensitifs de la main, dans les papilles nerveuses, et nous ne croyons pas que cette singulière lésion ait été étudiée jusqu'à ce jour. »

Et, s'ils n'ont pas trouvé de cellules nerveuses, ils affirment que l'hypergénèse des tubes nerveux sensitifs n'était pas douteuse : « Il est probable, ajoutent-ils, que la plupart des tumeurs sous-cutanées douloureuses seront regardées comme des névromes lorsqu'on en fera un examen histologique attentif; aussi n'est-ce pas sans étonnement que nous trouvons ces mots dans Billroth (Pathologie chirurgicale) : « Ces tumeurs (névromes vrais) sont excessivement rares; nous avons déjà parlé des névromes qui se montrent dans les moignons à la suite d'amputations. Y a-t-il d'autres névromes vrais? C'est ce qui est mis en doute par beaucoup de personnes! »

L'hypergénèse et l'hypertrophie peuvent donc atteindre les corpuscules terminaux et devenir l'origine, selon l'opinion de plusieurs auteurs, de tumeurs doulouleuses sous-cutanées. Nous en avons déjà parlé plus haut.

Suivent, dans le travail de MM. Labbé et Legros, deux observations très-intéressantes, que nous regrettons de ne pouvoir reproduire ici, où ces auteurs ont découvert des tubes à double contour munis d'un cylinder-axis, et un cas de névrome papillaire (chez un syphilitique), où l'on remarquait une disposition anormale des papilles nerveuses du derme qui hérissaient le sommet de gros pédicules.

2° Quant au névrome médullaire, dont nous ne parlerons qu'en passant, car cela n'entre pas dans notre sujet, il a pour siége les ganglions, les centres ou les cordons nerveux.

« Les névromes ganglionnaires, dit M. Lancereaux, sont rares, du moins il n'en existe jusqu'ici que fort peu d'exemples. Virchow avoue dans son traité des tumeurs n'en connaître que deux observations, encore n'en est-il qu'une qui mérite créance. C'est un cas rapporté par Günsburg où le troisième et le quatrième nerf sacré du côté gauche se terminaient chacun par un renflement blanc pisiforme de deux millimètres de longueur et de un tiers de centimètre d'épaisseur, tandis que ceux du côté droit sortaient d'un renflement plus petit. Ces renflements étaient formés d'un feutrage de fibres nerveuses et de tissu interstitiel avec de nombreuses cellules plates transparentes de $0^{mm},1$ à $0^{mm},15$ de diamètre. Au rapport de Rindfleisch (Histologie pathol., trad. Gross, p. 160), Simon, de Francfort, aurait observé une tumeur de la grosseur d'un œuf de poule, située dans l'angle formé par la paroi costale et la surface antérieure de la colonne vertébrale, laquelle se trouvait formée de fibres nerveuses et de cellules ganglionnaires de nouvelle formation. Toutefois, en raison du siége, l'idée de l'hypertrophie d'un ganglion du grand sympathique ne peut être absolument rejetée. »

Suit la relation d'une autopsie vraiment intéressante que nous reproduisons en abrégé :

*Nécropsie.* — Syphilitique, 38 ans. Six faisceaux nerveux de la queue de cheval présentent, à un ou deux centimètres de l'extrémité de la moelle, des renflements fusiformes grisâtres, assez semblables aux nerfs spinaux, ayant depuis la grosseur d'un grain de blé, jusqu'au volume d'un noyau de prune. Examen microscopique : tubes nerveux sous forme de faisceaux entre des amas de cellules arrondies ou ovoïdes, pigmentées; d'un noyau très-volumineux.

Avant de terminer l'anatomie pathologique des névromes il convient de nous arrêter un instant sur une forme particulière de ces tumeurs qui n'a pas été décrite dans les lignes précédentes ; nous voulons parler des névromes cylindriques plexiformes étudiés par Verneuil, et après lui, par Margerin (Thèse de Paris, 1867).

Un des plus remarquables exemples de cette affection singulière est une tumeur enlevée par Depaul au cou d'un enfant et reproduite sous ses deux faces dans le tome II de la *Pathologie externe* de Follin et Duplay (page 219). Verneuil, qui en fit l'examen histologique, démontra que les tubes nerveux qui y étaient contenus entraient pour les deux tiers dans la production totale de cette tumeur qui, du reste, n'était pas doulouleuse.

On peut encore rapprocher de cette pièce ce que Verneuil lui-même a observé dans le prépuce hypertrophié d'un malade qui souffrait en cet endroit d'une névralgie très-intense. Les nerfs qui se répandaient dans le prépuce formaient un riche réseau de cordons serpentins, et l'on pouvait constater que la somme des rameaux fournis au lieu malade par un tronc dépassait beaucoup en volume ce tronc même. Ici, comme l'on voit, la tumeur était douloureuse, ce qui différencie ce cas du précédent.

Disons enfin qu'il existe des observations de névromes de l'encéphale, dont quelques-uns sont congénitaux. Rokitausky, Virchow, Griesinger, Tungel, Meschede, Merkel et Th. Simon ont rapporté des cas où des masses de substance grise existaient congénitalement au sein de la substance blanche de l'encéphale au voisinage des circonvolutions ou des ventricules latéraux. Mais dans tous ces faits, remarque fort justement M. Lancereaux (loco citato), il s'agit vraisemblablement, non d'une néoplasie mais bien d'une malformation, d'une hétéropie de la substance grise, chez des individus présentant des désordres cérébraux et, le plus souvent, *épileptiques ou idiots.*

Sous le nom de cérébrome, Hayem a même rapporté un cas de tumeur cérébrale qui avait le volume d'une grosse orange et qui occupait le noyau blanc de l'hémisphère droit du cerveau. Nettement circonscrite et énucléable, cette tumeur était creusée d'un kyste du volume d'un œuf de poule, et formée presque exclusivement par e eu nes éléments nerveux en voie d'évolution.

## CHAPITRE III.

### DU NÉVROME AU POINT DE VUE CLINIQUE.

§ 1. — Volume. — Le volume du névrome est très-variable, depuis celui d'un grain de millet jusqu'à celui d'une tête d'enfant venu à terme. Nous avons déjà parlé, plus haut, du cas cité par Holmes et observé par Ant. Dubois : *Magnitudine melonis mediocris de nervo brachi dextri mediano ortum.* Le cas rapporté par Robert Smith est également très-remarquable : il s'agissait d'un névrome du nerf sciatique qui avait onze pouces de long sur dix pouces de large.

En général, on peut dire que la grosseur moyenne de ces tumeurs ne dépasse pas celle d'une noisette ou d'un petit œuf. Les névromes du nerf médian dont nous présentons l'observation plus loin, avaient tous le volume d'un haricot : un seul, celui du pli du coude, avait déjà acquis les proportions d'une noix.

Dans l'observation de M. Spillmann que nous rapportons également, l'étendue de la première tumeur mesurait trois centimètres et demi, le volume de la seconde égalant celui d'une aveline.

§ 2. — Forme. — De même que la grosseur, la forme de ces tumeurs peut varier à l'infini. Ovoïdes, pour la plupart, le grand diamètre de la tumeur étant dirigé selon l'axe du membre et le trajet du nerf, les névromes peuvent affecter des formes plus ou moins irrégulières, suivant les diverses pressions qu'ils subissent de la part des organes avec lesquels ils sont en contact.

Dans notre observation I, le névrome principal siégeant au pli du coude semblait émerger de la gaîne du nerf, et celui-ci s'entr'ouvrir pour lui livrer passage et former autour de lui un rebord dur, saillant, dont la palpation révélait parfaitement l'existence.

§ 3. — Nombre. — Sous ce rapport, nous pouvons diviser les névromes en : névromes uniques, névromes multiples (multiplicité locale de Lebert) et névromes généralisés (multiplicité générale).

Les névromes uniques n'offrent rien de particulier à signaler, si ce n'est, comme nous le verrons plus loin, une sensibilité habituelle plus grande.

Dans la multiplicité locale, nous avons d'abord le cas où une série de nodosités se développent le long d'un nerf déterminé. Ce cas, en somme assez rare, se conçoit, dit Virchow, par l'analogie d'autres états d'irritation qui se propagent dans un tissu déterminé, et donnent lieu, d'espace en espace, à des points d'éruption (Richerand et Cloquet, *in* Descot).

Citons également, comme tumeurs multiples, les observations de Robert sur le musculo-cutané (Bull. Soc. chir., août 1851) et de Jacquart sur le médian. (Soc. biol., 1857). Stromeyer (Handb, der Chirurgie, 1844) a désarticulé le bras d'un idiot de dix-neuf ans qui présentait, outre un névrome colossal du médian, un grand nombre de petites nodosités le long des nerfs cutanés de la région antérieure de l'avant-bras et de la surface de la main. Demeaux a vu toute une série de nodosités sur les rameaux du nerf tibial antérieur, Van der Byl sur le tibial postérieur, Passavant (Virchow's Archiv, 1855) sur le nerf honteux. Dans un cas fourni par Lobstein (1), le grand sympathique présentait des tumeurs symétriquement placées sur son trajet. Enfin, une pièce, provenant du service de M. Nélaton, montre le médian porteur, dans sa région palmaire, de trois névromes, et l'on peut rapprocher ce cas de celui qui fait le sujet de notre observation I.

*Multiplicité générale* (névromes généralisés). La multi—

(1) De nervi sympathici usu et morbis (Paris, 1823).

plicité générale ne diffère qu'en apparence de la précédente, elle n'a, par elle-même, également rien d'infectieux ni de métastatique, et les nodosités existent concurremment sur beaucoup de points à la fois sans procéder les unes des autres. C'est une tendance générale qu'on serait tenté de considérer comme une véritable diathèse. C'est, du reste, l'opinion de notre maître, M. le professeur Broca, à l'ouvrage duquel nous empruntons le passage suivant (Traité des tumeurs, t. I, page 146) :

« Il y a une espèce de diathèse (diathèse partielle) qui ne se manifeste que dans un certain nombre d'organes semblables par leur structure, et qui respectent tous les systèmes anatomiques, à l'exception d'un seul. On a pu compter sur le malade plusieurs centaines de lipomes, mais toutes ces tumeurs s'étaient formées dans le tissu cellulo-adipeux, et presque toutes étaient situées sous la peau ou dans son épaisseur. On a vu plusieurs milliers de tumeurs fibreuses se former dans les nerfs du même individu; de pareils résultats dépendent bien certainement d'une cause diathésique; mais en lisant le détail des autopsies faites par MM. Smith et Houel, on reconnaîtra que toutes les tumeurs avaient leur siége dans les troncs ou dans les filets nerveux, qu'aucune d'elles ne s'était formée dans les autres systèmes de l'économie; par conséquent la diathèse n'était pas générale, puisqu'elle était exclusivement limitée au tissu des nerfs. » Et plus loin : « La diathèse n'était donc pas dans le sang; elle consistait en un état particulier du tissu des nerfs; ceux-ci étaient disposés à devenir le siége du trouble de nutrition qui produit les névromes, comme les artères de certains individus sont disposées à devenir, même avant la vieillesse, le siége de dépôts athéromateux. »

Les premiers exemples de névromes généralisés sont dus à Schiffner et ont été constatés chez deux frères, nés en Silésie, morts l'un et l'autre de crétinisme. R. Smith ne manque pas de les citer, et Lebert fit, dans son rapport (1853) à la Société de chirurgie un résumé de leur histoire. Dans une intéressante communication faite par Serres à l'Académie des sciences, il est également fait mention d'un cas de névromes généralisés occupant tous les nerfs de l'économie. Mais il eut le tort de considérer cette affection comme une dégénérescence particulière du système nerveux. Aujourd'hui, les exemples des névromes généralisés sont assez fréquents, et nous ne ferons que citer les principaux : Knoblauch (De Neuromate, dissert. 1813) en cite deux cas. Dans l'un, le plexus brachial du malade « avait l'air de celui d'un éléphant plutôt que d'un homme. » Robert Smith, dans son magnifique atlas, nous en montre aussi deux remarquables échantillons : chez l'homme qui fait le sujet de sa première observation, on pouvait constater jusqu'à 800 tumeurs sous-cutanées; chez le second, il croit lui-même pouvoir en évaluer le nombre à 2,000. Nous pouvons rapprocher de ces cas véritablement exceptionnels de R. Smith, ceux que M. Houel a fait connaître à la Société de chirurgie, celui de Gunsburg (Acad. sciences) et ceux de Morel-Lavallée (Soc. chir., tome I).

Tous les nerfs peuvent devenir le siége de névromes; les centres nerveux même n'en paraissent plus exempts. On peut dire cependant, après avoir consulté les observations publiées, que les nerfs des membres, et particulièrement les nerfs superficiels, nerfs cutanées, sont le plus souvent atteints, et les nerfs des membres supérieurs plus fréquemment que les inférieurs. Dans le grand sympathique, on a vu de ces tumeurs siéger sur le cordon qui unit les cordons cervicaux; les ganglions de ce nerf ont été vus considérablement augmentés de volume, hypertrophiés. Tous les nerfs crâniens, à part un ou deux, ainsi que leurs racines nerveuses ont présenté le mode d'altération locale dont nous parlons : le trijumeau, le facial et le pneumogastrique paraissent plus souvent affectés; au contraire, la première et peut-être la seconde paire, paraissent échapper à son atteinte. Faut-il expliquer, comme le fait M. Tillaux, par l'absence de périnèvre dans ces deux nerfs de sensibilité spéciale, la raison anatomique de ce fait? Cette raison est au moins plausible. Quant au nerf acoustique qui, d'après Rokitansky, est toujours exempt de névromes, nous n'avons qu'à nous rappeler le cas rapporté par Knoblauch d'après Bischoff, sur les tumeurs bilatérales et volumineuses de la huitième paire, pour voir que ce tronc nerveux est également exposé.

§ 4. Symptomatologie. — Dans le cas de tumeur des nerfs, la douleur, qui domine presque à elle seule toute la symptomatologie, a une intensité tellement différente selon que le névrome est multiple ou local, que nous sommes contraint d'étudier ces deux variétés à part.

A. *Névrome isolé.* — Le plus souvent, le début de l'affection s'annonce par une légère douleur au point des téguments correspondant à la tumeur, de la démangeaison, du fourmillement, de l'engourdissement, s'étendant aux régions qui se trouvent sous la dépendance du nerf atteint. La douleur peut, dans certains cas, précéder l'apparition du névrome, alors que dans d'autres circonstances, la tumeur peut exister pendant des années, sans révéler son existence par aucune souffrance. La tumeur se montre donc, acquérant parfois un certain développement sans donner lieu à aucune espèce d'accident : elle est solide, rénitente, douée d'une certaine élasticité, ou bien, au contraire, on y perçoit de la fluctuation, ce qui s'explique par la possibilité d'une cavité pleine de liquide dans son épaisseur. Les téguments qui la recouvrent ont leur coloration, leur vascularisation normale, excepté toutefois, ajoute Holmes, quand la tumeur a pris une grande extension ; la peau est mobile au-dessus d'elle et on ne constate à la palpation aucune trace d'adhérences ; presque toujours sous-cutanés, les névromes sont ordinairement mobiles latéralement, mais non suivant la direction du nerf auquel ils appartiennent : « They are « moveable in the transverse direction, but not in the course « of the trunk of nerve upon which they are seated. » (R. Smith.)

Tantôt la tumeur arrive promptement aux proportions qu'elle doit garder, tantôt elle s'accroît lentement, par degrès. La douleur, augmentant d'intensité, comme le névrome de volume, peut alors devenir très-vive, comparable à des secousses électriques, et se répéter à des intervalles irréguliers : elle est parfois tellement atroce et intolérable que le malade supplie le chirurgien de le débarrasser à tout prix de ses souffrances. Une jeune fille qui avait un névrome du pied, raconte Morgagni, souffrait au point qu'elle se serait coupé le pied, si on ne l'avait retenue, et M. le professeur Gaujot nous a souvent parlé, à ce propos, d'une femme qui, durant son séjour en Algérie, le poursuivait de ses instances pour qu'il l'opérât d'un névrome qu'elle portait au bras droit et qui lui faisait endurer les plus cruels tourments. Hancock et Tyrrel ont cité des cas analogues pour des névromes d'amputation. Il n'existe aucun rapport entre la grosseur du névrome et la douleur. Une tumeur très-peu apparente peut causer des douleurs atroces, alors que d'autres, plus grosses, sont indolentes. En général, les tumeurs qui prennent un développement rapide entraînent les plus vives souffrances, ainsi que les névromes kystiques, d'après Holmes.

La douleur peut être spontanée ou provoquée. Dans certains cas, elle se présente sous forme d'accès, d'exacerbation qui ont pu faire confondre cette affection avec l'épilepsie et l'hystérie. Du reste, il ne faut pas oublier qu'elle peut donner lieu à des convulsions et à des attaques épileptiformes. Aronssohn en cite un cas dans sa thèse (1832) et R. Smith dit à ce sujet : « Several examples are « upon record in which neuroma has occasionned epileptic « convulsions which have been permanently cured by the excision of the tumour, » et il rapporte plus loin l'observation d'une jeune femme qui avorta, à 27 ans, à cause des douleurs que lui causait un névrome, et qui fut opérée plus tard par Chelius à Heidelberg (1837). Les accès peuvent aussi, comme nous l'avons déjà dit, devoir leur manifestation à une pression accidentelle ou à une brusque modification de la température, surtout dans les névromes d'amputation. La sensibilité devient telle, parfois, que l'attouchement le plus doux, un frôlement, le poids des vêtements réveillent les souffrances. Une cause d'aggravation de la douleur peu connue, est, comme l'avait déjà signalé Bisset pour les tubercules douloureux, l'apparition des règles (Demarquay). Paget (The Lancet, 1862) prétend que quand on empoigne et serre un névrome on produit, suivant le trajet du nerf, avec une douleur lancinante, un tressaillement spasmodique. Comme l'a fait remarquer Aronsshon, lorsqu'on exerce une compression au-dessus de la tumeur, dans la direction du nerf qui est atteint, on peut impunément palper et presser le névrome, ce qui peut singulièrement aider au diagnostic différentiel de la maladie.

Si le symptôme douleur est aussi caractérisé chez certains patients, il est bon de noter d'autre part que des névromes, même énormes, peuvent être indolents et n'attirer l'attention du malade qu'au bout d'un certain temps par la gêne ou la sensation de pesanteur qu'ils font éprouver.

La plupart de ces tumeurs ont été primitivement, il est vrai, le siége de douleurs qui ont disparu à la longue, phénomène qui s'explique maintenant parfaitement en physiologie.

B. *Névromes multiples.* — Il est facile de comprendre que si la douleur augmentait avec le nombre des tumeurs, la vie deviendrait promptement incompatible avec un tel éréthisme du système nerveux. Il n'en est rien, heureusement. La douleur n'existe, en effet, presque jamais dans le cas de névromes multiples, et la présence de ces tumeurs n'a été décelée souvent qu'à l'autopsie.

Ici, cependant, on peut remarquer durant la vie quelques phénomènes du côté des téguments. Ainsi, des sueurs se montrent quelquefois dans la région du nerf affecté de névrome; la peau prend une teinte pâle, anémique; nous avons même constaté dans un cas un abaissement notable de température, et le membre, a la longue, peut présenter des symptômes d'atrophie musculaire qui s'explique, du reste, assez par l'état de repos habituel dans lequel on laisse le membre douloureux. A part cela, le malade peut jouir pendant quelque temps, d'une santé satisfaisante, en apparence.

Tous les auteurs ont rapporté le cas de Passavant qu rencontra sur un phthisique, mort à 58 ans, plus de 100 névromes, du nerf périnéal gauche, dont ce malade ne s'était jamais plaint.

Indépendamment de ce cas, on a bien constaté des douleurs chez certains sujets, mais elles étaient légères, de courte durée, et affectaient le caractère rhumatoïde. Et Lebert de s'écrier : « Comment expliquer le peu de douleur qu'excite une altération aussi profonde de tout le système nerveux, et dans laquelle tant de nerfs mixtes ou sensitifs sont couverts de véritables chapelets de tumeurs? » La physiologie pathologique n'a pas encore, à notre époque, résolu le problème et répondu à l'exclamation de surprise de Lebert.

Ici, ce ne sont plus les symptômes locaux, mais les symptômes généraux qui dominent la scène pathologique. On a observé de l'engourdissement, de la paralysie, des convulsions, suivant la situation des névromes sur la moelle ou les nerfs craniens. Lorsque le grand sympathique est affecté, on a pu remarquer divers troubles du côté des organes de la nutrition, tels que vomissements et alternatives de constipation et de diarrhée. Faut-il, avec Lebert, attribuer ces troubles nutritifs à la disparition des cellules nerveuses ganglionnaires? Cette opinion paraît très-plausible ; car le grand sympathique tenant les fonctions digestives sous sa dépendance, toutes les altérations atteignant sa structure doivent avoir dans ces fonctions un retentissement immédiat. D'autres fois, au contraire, R. Smith et Houel ont pu voir les plexus pulmonaires et cardiaques, les nerfs pneumogastriques, laryngés et phréniques couverts de névromes sans que les malades aient présenté aucun trouble du côté de la phonation, de la respiration et de la circulation.

La douleur, avons-nous dit, dans le cas de névromes généralisés, est presque toujours insignifiante; mais, si les symptômes locaux sont peu accentués, on est frappé immédiatement de la gravité bien plus prononcée de l'altération de la santé générale. En raison des troubles graves apportés dans la nutrition par l'affection nerveuse, les malades tombent promptement dans le marasme et l'épuisement. Ils sont maigres, anémiés, ont une prostration extrême des forces, jointe à une excessive agitation et à une insomnie des plus pénibles. Ce dernier temps de la maladie ne tarde pas à amener une terminaison fatale et le malade succombe au bout de cinq à six mois à la cachexie et au dépérissement.

§ 5. Etiologie. — Une grande divergence d'opinions a existé, pendant longtemps, entre les auteurs sur la fréquence relative des tumeurs des nerfs dans les deux sexes. Vidal (de Cassis) s'appuyant sur 18 faits appartenant à Wood affirmait la prédilection des nevromes pour le sexe féminin, alors que Lebert prétendait le contraire. D'où pouvaient provenir des résultats aussi contradictoires? De ce que ces auteurs avaient observé deux variétés de la même tumeur, Wood ayant eu affaire à des tumeurs douloureuses sous-cutanées (painful subcutaneous tumour) et Lebert à des fibromes de gros troncs nerveux. Or, ils avaient tous deux raison; nous allons voir, en effet, que, parmi les névromes, si les tubercules douloureux se font surtout remarquer chez les femmes, les fibromes, médullomes et myxomes se montrent de préférence chez l'homme. Voici, du reste, les statistiques de Paget à ce sujet :

Sur 26 cas de fibromes, il y avait 19 hommes et 7 femmes, alors que sur 28 cas de tubercules douloureux, 23 appartenaient à des femmes, et 5 seulement à des hommes. On a voulu prétendre que cette affection était propre à l'âge moyen de la vie. L'excellente thèse de Foucault (1872) est le premier travail qui renferme des observations relatives à l'existence de névromes chez des enfants ; il en a observé, en effet, chez deux sujets au-dessous de 10 ans, et sur six entre 10 et 20 ans (obs. de Demarquay).

De tout temps, l'étiologie a été très-obscure. Certains auteurs, voyant apparaître des névromes à la suite d'une fièvre plus ou moins grave, ont voulu absolument établir une relation de cause à effet entre ces deux états morbides, et se sont servis de l'un pour expliquer l'autre. C'est ainsi qu'on a voulu attribuer l'origine des névromes à la fièvre typhoïde, au rhumatisme (Barkow), etc., etc. « Dr Copland « observes that neuroma is undoubtedly a consequence « of chronic inflammation of the tumefied part » (R. Smith). Aronssohn a accusé la syphilis de donner lieu à des névromes, et dans une thèse soutenue en 1865 M. Leboucq soutient encore l'existence du névrome syphilitique ; il cite même une observation à l'appui. Mais on a fait là, ce nous semble, une confusion déplorable en donnant à ces tumeurs (purement gommeuses) le nom de névromes, nom qui ne doit pas signifier une tumeur siégeant dans le nerf, mais bien une tumeur procédant de la substance nerveuse : c'est le nodus de A. Paré « qui se trouve volontiers ès lieux nerveux..... et est assez fréquent aux vérollés. » On trouve également dans la lèpre des nodosités semblables en tout aux névromes, mais qui ne sont, en réalité, que des tubercules lépreux.

En somme, dans la plupart des observations, ce qui frappe surtout relativement à l'étiologie du névrome, c'est l'influence bien marquée qu'ont, sur leur production, les violences extérieures, pressions, coups, piqûres, contusions, compressions fortes, et nous voyons R. Smith consacrer un chapitre entier au Traumatic neuroma.

Bien souvent aussi, aucune cause connue ou appréciable n'a présidé au développement des tumeurs. Les malades qui font l'objet de nos deux premières observations s'aperçurent fortuitement de la présence d'une nodosité alors qu'elle avait déjà acquis une certaine extension. Dans une savante thèse (Montpellier, 1867) Caizergues regarde la grossesse comme pouvant produire des névromes sur le trajet des nerfs comprimés par l'utérus gravide, ce qui nous semble au moins hypothétique.

Les diverses causes étiologiques que nous venons d'énumérer se trouvent réunies dans ces quelques lignes de Lockhart Clarke (*in* Holmes, *loc. cit.*) : « *Neuroma may be either traumatic or idiopathic*..... Dans le premier cas, les tumeurs, causées par des blessures, des coups, des compressions exercées par les corps qui se trouvent logés entre les nerfs, ou entre lesquels elles se trouvent, sont ordinairement solitaires et d'une structure pleine ; la variété idiopathique semble résulter de plusieurs causes, c'est-à-dire de l'inflammation chronique, du rhumatisme, de la goutte, de la syphilis, ou de tout autre vice constitutionnel. Leur nombre peut être infini. »

Enfin, il convient de citer en dernier lieu l'origine héréditaire et congénitale de certains névromes multiples.

On n'a pas assez insisté jusqu'à présent, croyons-nous, sur la relation indéniable qui existe entre la fréquence des névromes chez les crétins et les idiots, et les troubles onctionnels et intellectuels qu'on remarque chez eux. Schiffner, qui nous a transmis deux observations de névromes multiples chez deux frères crétins, est le premier qui en ait parlé. Mais il crut que les névromes étaient l'altération pathognomonique du crétinisme, ce qui est évidemment exagéré. De même R. Smith nous parle de Georges Armbruester, âgé de 38 ans, « an idiot from his « infancy. » L'autopsie, faite par Bischoff au Lunatic asilum of Heidelberg (1840), révela la présence de névromes multiples sur un grand nombre de nerfs. Stromeyer (*Handbuch der chirurgie ;* Freiburg, 1844) décrit un névrome du bras chez un idiot de 19 ans. Pinel (*Journal de médecine*, août 1819) a également remarqué cette étrange coïncidence, et un de ses élèves, J.-M. R. Cayre (Thèse 1819), rapporte ainsi une nécropsie d'idiot : « Les nerfs cérébraux étaient minces, jaunes et comme atrophiés, de telle sorte que la préparation en était très-pénible ; je rencontrai le nerf qu'on appelle grand sympatique présentant une disposition inverse; ses ganglions cervicaux étaient très-volumineux, surtout les supérieurs qui étaient au moins trois fois plus gros qu'à l'état ordinaire; ceux situés dans le thorax offraient le même état.

« Les ganglions semi-lunaires participaient au même développement ainsi que les nerfs qui en sortent; les viscères abdominaux étaient aussi très-volumineux. » D'autres observations, plus récentes, celle de Lancereaux qui regarde les névromes de l'encéphale comme une « hétérotopie de la substance grise chez des individus présentant des désordres cérébraux et le plus souvent épileptiques ou idiots; » celle de M. le Dr Jallet, chirurgien de l'hôpital général de Poitiers, qui, dans l'espace de moins d'un an, observa chez les malades de son service (épileptiques et aliénés) la présence d'une douzaine de névromes, dont plusieurs furent extirpés, sont venues encore corroborer notre conviction sur ce sujet. Si l'on songe, d'autre part, à la fréquence de l'épilepsie dans le cas de névromes au lien étroit qui uni cette affection à l'idiotie, et au marasme intellectuel et physique dans lequel étaient plongés tous ces névromateux, n'est-on pas bien près de croire, avec Schiffner, que les névromes héréditaires sont pour beaucoup dans l'étiologie du crétinisme? Nous inclinerions fortement à le penser. Mais il y a là, pour les hommes spéciaux, un desideratum, une lacune dans la pathologie du système nerveux, qu'ils sont appelés à combler, et nous serions heureux, par les quelques considérations qui précèdent, d'avoir attiré leur attention vers ce vaste champ d'observations, où il n'y a qu'à moissonner à pleines mains.

§ 6. Diagnostic. — Le diagnostic, reposant d'une façon essentielle sur les symptômes, n'est pas toujours facile. On croira plutôt à l'existence d'un tubercule douloureux si la douleur s'irradie dans toutes les directions, alors que dans le fibrome et les autres variétés du névrome, elle se propage plutôt vers les extrémités du nerf affecté et diminue sensiblement quand on comprime le nerf au-dessus de la tumeur (Aronssohn).

Un anévrysme pourrait, par quelques symptômes de voisinage, faire naître certaines des douleurs phériphéribues du névrome; mais la fluctuation, les battements et l'expansion viendront au secours de l'observateur et lui faciliteront le diagnostic différentiel. Si la tumeur, ce qui lui arrive parfois, est indolente, il faut lui imprimer des mouvements et la comprimer, surtout dans le sens du nerf affecté, pour réveiller les douleurs.

Les autres tumeurs des membres ne sauraient être, avec un peu d'attention, confondues avec le névrome.

Dans les névromes placés profondément, les symptômes varieront suivant la nature du nerf affecté, et le diagnostic sera beaucoup plus obscur.

Si le malade est atteint de névromes multiples, les difficultés existeront encore, mais moins grandes, car le diagnostic est éclairé à chaque pas par le tableau d'une série de symptômes généraux qui manquent rarement. Nous dirons donc, en terminant, que ce n'est point de la considération d'un seul signe isolé, mais que c'est de l'ensemble de tous les symptômes présentés par la maladie, que l'on devra tirer les principaux éléments de diagnostic.

§ 7. Pronostic. — Si le névrome est isolé, sous-cutané, accessible, par conséquent, à une thérapeutique chirurgicale, et ne siégeant pas sur un trop gros tronc nerveux, le pronostic est ordinairement favorable. Malgré les douleurs d'une intensité quelquefois effrayante dont la tumeur est le siége, le patient peut espérer trouver le repos et la santé dans l'intervention chirurgicale, héroïque en ce cas.

Mais le pronostic s'assombrit, et la gravité s'accroît singulièrement avec l'importance du nerf atteint, le nombre des névromes et le cortége effrayant de symptômes dont ils s'accompagnent. L'incurabilité de l'affection est ici la règle, et le malade, affaibli et imbécile, est voué fatalement à une vie pénible, misérable, et à une fin prochaine qui le délivre de ses souffrances.

## CHAPITRE IV.

### DU TRAITEMENT DES NÉVROMES.

Sans vouloir entrer dans la discussion de tous les procédés qui ont été préconisés et employés contre le névrome, ce qui nous entraînerait en dehors du cadre nécessairement restreint de ce simple essai, nous nous proposons de les passer rapidement en revue, en indiquant toutefois, chemin faisant, nos objections comme nos préférences.

Et d'abord, le névrome ne disparaît-il jamais de lui-même? Descot, cité par R. Smith, a eu la chance de voir, dans un cas, la tumeur et la douleur disparaître spontanément du même coup. Notre excellent maître, M. le professeur Paulet nous a également cité le cas d'un de ses amis qui vint le trouver, il y a quelques mois, porteur d'une tumeur de la partie interne du bras gauche (à 2 centimètres au-dessus de l'épitrochlée). Le diagnostic porté fut : névrome. Avant de l'opérer, M. Paulet voulut temporiser quelque temps. Bien lui en prit, car deux mois après cette entrevue, il rencontrait le même ami qui, tout joyeux, lui annonça la disparition subite et complète de la tumeur, grâce, disait-il, à l'iodure de potassium dont il usait depuis un mois. La tumeur n'a pas reparu.

Que conclure de ces faits? Doit-on rapprocher de ces deux cas, ceux d'Aronssohn, de Leboucq, voir dans ces tumeurs des périostoses, et attribuer leur disparition à l'action bien connue de l'iodure de potassium sur les gommes syphilitiques. Ce serait, selon nous, singulièrement forcer les faits. Si la production est indubitablement due à la vérole dans les observations de Leboucq et d'Aronssohn, il n'en est plus de même pour le cas rapporté par M. Paulet, où le malade affirme sur l'honneur n'avoir jamais présenté aucun accident syphilitique.

Le névrome peut donc, exceptionnellement, il est vrai, disparaître et se dissiper. Moins heureux que Descot et que M. Paulet, nous ne voyons plus guère, de nos jours, les névromes s'évanouir comme par enchantement ; il faut en venir presque fatalement au seul moyen efficace que la chirurgie ait à opposer à cette maladie, à l'ablation.

Si nous assistions au début même du névrome, nous pourrions nous laisser aller à employer les antiphlogistiques et les résolutifs ; mais, le plus souvent, le malade a attendu pendant de longs mois, de longues années, la tumeur s'est accrue par degré, et le patient, torturé de douleurs de plus en plus intolérables, désespéré, vient réclamer lui-même une opération du chirurgien. Sans vouloir parler ici d'une opération, dite de complaisance, supposons le cas où le chirurgien a la main forcée par tel ou tel motif. Que doit-il faire ?

«Tout chirurgien, dit Velpeau, qui reculerait maintenant devant l'extirpation des névromes serait donc à blâmer puisqu'il est prouvé que cette opération réussit presque constamment. »

Nous trouvons cette affirmation un peu trop catégorique. Toujours est-il que, dans presque tous les cas où le bistouri a été employé, on a été frappé du soulagement instantané, immédiat qu'il a procuré au malade. Tels sont les cas de Franco, de Pouteau, de Short (cité par Velpeau), de Bonnet (de Lyon), de Bickersteth.

Comme manuel opératoire, Aronssohn recommande, après qu'on aura mis la tumeur à découvert, d'inciser profondément en travers au-dessus d'elle ; en procédant ainsi, on coupe le tronc auquel adhère le névrome, que l'on isole de l'axe cérébro-spinal et l'on épargne ainsi au malade les douleurs excessives qui auraient été éprouvées durant le reste de l'opération.

Si la tumeur adhère à un nerf volumineux et important, le chirurgien doit, autant que possible, essayer d'en dégager la tumeur, de la disséquer minutieusement, ce qui est parfois possible sans excision de nerf, comme le fit Velpeau sur un névrome énorme du nerf sciatique.

S'il en est autrement, le chirurgien ne pourra enlever la tumeur qu'à la condition, après l'avoir séparée des tissus voisins, de faire la section du nerf au-dessus et au-dessous du névrome; ensuite, l'opérateur devra immédiatement (Tillaux) procéder à la suture des deux bouts des nerfs divisés, si toutefois leur écartement permet d'espérer la régénération. Ce mot de régénération nous amène forcément à dire deux mots des sections nerveuses et de leurs suites éloignées ou prochaines. Loin de nous la pensée de traiter ici cette grande question qui occupe l'esprit des physiologistes et des chirurgiens depuis tant d'années. Quelques dates nous suffiront pour établir d'une façon précise les conséquences chirurgicales d'une ablation de névrome, et le point précis où en est arrivée cette question.

Les anciens savaient parfaitement que le résultat de ces sections nerveuses était une paralysie de la région qui se trouve sous la dépendance du nerf divisé ; que cette paralysie était incurable : « car la nature est impuissante à régénérer les nerfs » (Galien). Mais là se bornaient leurs connaissances en la matière. C'est au siècle dernier seulement, en 1770, que fut formulée une nouvelle doctrine opposée à celle de Galien. L'auteur de cette opinion, Cruikshank, venait déclarer que la paralysie consécutive à la section d'un nerf n'était pas permanente; que le nerf, après avoir subi une dégénération, se régénérait au lieu de sa section, et reprenait bientôt son rôle de conducteur des impressions et des incitations motrices. Ses expériences, répétées par Fontana (1778), Haighton (1795), Descot (1822), Prévost (1827) et Flourens (1834), avaient abouti à des résultats absolument identiques.

Dès lors, en France, la faveur fut acquise à la doctrine de la régénération nerveuse qui passa en Allemagne, et eut pour propagateur Steinrueck. Pendant ce temps, les physiologistes travaillaient sans cesse. Horteloup (1834), Waller (1852), Philippeaux et Vulpian, Schiff, Laugier et Nélaton, Paget, Brown-Séquard et Magnien, vinrent par leurs éminents travaux ajouter à l'énergie des convictions, et donner à la cause de la régénération, sinon immédiate, du moins rapide, une confirmation éclatante.

Ces nouvelles théories, brillantes et spécieuses, trouvaient cependant à chaque pas des esprits peu disposés à les accepter sans contrôle. M. le professeur Verneuil se déclarait déjà (1864) peu convaincu de tout ce qu'on racontait à ce sujet. En 1868, on entendait M. Paulet rapporter, dans son mémoire, quelques faits en complet désaccord avec les données de la physiologie alors régnante; enfin, Letiévant (de Lyon), Arloing et Tripier, et d'autres, réduisaient encore, dans ces derniers temps, à des proportions plus modestes les espérances exagérées des fanatiques de la régénération immédiate.

Paget avait cru observer une réunion complète, avec retour à la sensibilité au bout de douze jours; Nélaton au bout de cinq jours ; Laugier après huit jours. Illusion ! Les expérimentateurs avaient voulu rapporter à l'homme les résultats obtenus sur les animaux. Or, les phénomènes sont essentiellement distincts.

Tel est, en quelques lignes, l'état de la question. Voyons maintenant les résultats pratiques et précis que nous pouvons tirer de là. Quand un nerf a été divisé totalement, on constate une paralysie complète dans les parties où se distribue ce nerf. Mais cette paralysie, surtout au voisinage des extrémités, est souvent incomplète, ou se répartit inégalement sur les fibres sensibles ou motrices des nerfs. La sensibilité peut même reparaître peu après la section. Ces cas ne constituent, en somme, qu'une exception apparente, et leur interprétation plus attentive permet de les expliquer.

Plusieurs causes peuvent présider à la paralysie incomplète ; les principales sont : la présence d'anomalies dans la distribution nerveuse, ce qui est très-rare ; la suppléance par mouvements communiqués venant des muscles voisins ; les filets nerveux destinés à nourrir les muscles qu'on croit frappés de paralysie naissent plus haut ; la distribution des branches terminales ne correspond pas aux filets moteurs, et s'anastomosent largement aux filets des autres nerfs ; ces branches ont des fibres sensitives récurrentes, et la sensibilité tactile peut être suppléée (Letiévant) par les filets des nerfs non atteints.

On voit que les explications ne nous manquent pas pour expliquer, d'une façon en apparence satisfaisante, la retour précoce de la sensibilité.

Pour nous, nous admettons pleinement, avec M. Letiévant, la théorie de la suppléance nerveuse aux extrémités terminales, et nous rejetons complètement, avec la réparation autogénique (Laveran), la transmission des impressions à travers le cordon fibreux cicatriciel (Delpech).

On voit donc que, dans une ablation de tumeur des nerfs, la sensibilité et la myotilité ne sont pas absolument abolies pour toujours, malgré la perte de substance du nerf, perte qui ne doit pas aller cependant au delà de 2 à 3 centimètres au plus. « On a pu, dit Velpeau, emporter ainsi 1 ou 2 pouces du nerf cubital, du radial ou du médian, sans qu'il en soit résulté d'accidents sérieux et sans paralysie permanente. » Enfin, dans quelques cas excessivement rares, les désordres déterminés par la tumeur dans les parties environnantes ont exigé l'amputation du membre. Wardrop, Louis, Odier, Warren, Hancock, Langstaffe, Mayo, ont été contraints d'amputer des membres pour débarrasser le malade d'un névrome douloureux qui, quelquefois, était remplacé par un névrome d'autant plus douloureux, qu'il était plus exposé, en raison de sa position dans un moignon.

Dans quelques cas rares, il est vrai, le chirurgien pourra essayer l'énucléation du névrome ou extirpation partielle, en épargnant le nerf lorsque la tumeur sera partielle elle-même, et qu'une partie seulement des fibres viendra concourir à sa formation. Dans un cas de myxome latéral du péronier, Virchow disséqua de la tumeur un tronçon de nerf de 2 pouces de long, et obtint une guérison rapide sans accidents. L'extirpation, ou tout autre procédé opératoire, doit porter naturellement sur la partie malade tout entière dans le cas où le développement du névrome coïncide avec d'autres processus de prolifération, comme dans les névromes plexiformes.

L'opération, dans ce cas, a presque toujours donné d'excellents résultats.

Dans un article publié dans la Gazette médicale de 1858, le Dr Legrand du Saulle a proposé comme traitement radical du névrome, la cautérisation qu'il appelle linéaire et destructive. Le Dr Siebold, qui l'a employée, prétend en avoir retiré des avantages marqués.

Mais il est évident qu'elle n'est applicable qu'à un très-petit nombre de cas, lorsque la tumeur est très-petite et placée superficiellement. Dans tous les autres, cette cautérisation a tous les inconvénients de l'opération sanglante, sans en avoir les immenses avantages, autant pour le chirurgien que pour le malade.

Dans le cas de névrome isolé, profond, ou dans celui de névromes multiples, l'emploi des injections hypodermiques de chlorhydrate de morphine peut paraître justifié. Mais cet emploi ne peut être, on le comprend sans peine, que transitoire et palliatif, et sa seule utilité consiste à soustraire à la souffrance, pendant quelques instants, le membre atteint d'une tumeur douloureuse.

Il ne faut pas oublier qu'un névrome opéré peut récidiver, et présenter tous les phénomènes de répullulation que Broca a si bien décrits dans son Traité des tumeurs, t. Ier. Les exemples en sont nombreux dans la science, et plusieurs chirurgiens, se laissant aller à pratiquer à nouveau des résections nerveuses, en sont venus à amputer tout un membre sans pouvoir arriver à une guérison complète et définitive. Je citerai pour mémoire les observations de Paget, Syme (The Lancet, June 1855), Blasius (Archiv für klinische Chirurgie, 1862), cité par Virchow, t. III, p. 479, et décrit par lui sous le nom de Névrome récurrent.

Les contre-indications à l'opération seront, dans tous les cas : 1° l'importance du tronc nerveux dont la résection exposerait le membre à une paralysie et à une atrophie fatales, que la régénération ne serait pas toujours suffisante à réparer ; 2° la situation et les rapports de la tumeur, qui augmenteraient singulièrement les dangers de l'opération, dans le cas du voisinage d'un tronc vasculaire important ou d'adhérences avec un organe susceptible de s'enflammer consécutivement et d'amener ainsi des désordres dont il est facile de prévoir toute la gravité. (Observation d'un névrome du médian dans le creux de l'aisselle.)

Comme nous l'avons déjà dit, dans le cas d'extirpation de névrome, l'incision initiale devra porter au-dessus de la tumeur. C'est assurément une des meilleures opérations qu'on puisse pratiquer pour combattre cette affection, et le Dr Voillemier, qui l'a préconisée et mise plusieurs fois en pratique, en a fait ressortir tous les avantages (thèse de Leboucq; Paris, 1867). Quant à l'énucléation, elle est surtout indiquée lorsque la tumeur a de la tendance à se pédiculiser, que le tronc est important et volumineux, et que les fibres du nerf sont suffisamment dissociées pour permettre la manœuvre du bistouri. Elle a été employée par Velpeau et Bonnet (de Lyon), qui perdit cependant un de ses malades porteur de névromes multiples du nerf médian, par résorption purulente suite de l'inflammation des gaînes tendineuses.

*Du névrome chez les animaux.* — Nous ne voudrions pas terminer cette étude des névromes, sans ajouter que ces tumeurs se rencontrent assez fréquemment chez les animaux, chez le cheval et la vache surtout.

On peut consulter à ce sujet les travaux de Rigot (Recueil de méd. vétér., 1829), Goubaud (*ibid.*, 1848), Laffitte (Cliniqne vétér., série 2, t. II ; Constatt's Jahresber, für 1862). Chez une vache, regardée durant sa vie comme saine, on trouva, à l'autopsie, un nombre considérable de névromes, dont le plus gros, siégeant dans le plexus solaire, pesait au moins 5 livres. (Voir à ce sujet Colin, Recueil de méd. vétér., série 4, t. VIII, p. 947. — Canstatt's Jahresb., für 1861.) Ce qu'il y a de remarquable, c'est que ces tumeurs affectent presque constamment, chez les animaux, un caractère de multiplicité et même de généralisation qui amène chez eux des symptômes en tout comparables à ceux observés chez l'homme, et qui provoque aussi une terminaison promptement fatale.

# CHAPITRE V

## OBSERVATIONS

Obs. I. — (Personnelle.) — Forest (Antoine-Jean), couché salle 29, n° 8 (Val-de-Grâce), est un jeune soldat de la classe de 1871, incorporé au 39e de ligne le 27 octobre 1872. Ses antécédents n'offrent rien de particulier ; ce jeune homme a toujours joui d'une excellente santé, n'a même été atteint d'aucune des maladies ordinaires de l'enfance (fièvres éruptives, catarrhales, etc.), et appartient à une famille de cultivateurs dont tous les membres se portent bien.

La tumeur date de cinq ans. A cette époque, Forest s'aperçut fortuitement de la présence, au pli du coude de son bras gauche, d'une tumeur dont l'évolution avait été si soudaine et si peu douloureuse, qu'elle n'avait pas éveillé son attention. Cette tumeur, quoique ayant pris de suite l'extension qu'elle possède aujourd'hui, gênait si peu le malade que, sans s'en inquiéter, il vaqua à ses occupations ordinaires et s'engagea même volontaire au 98e de ligne, vers le commencement de la guerre 1870-1871.

Forest fait la campagne. En 1872, il est appelé sous les drapeaux au 39e de ligne, à Versailles, et, en raison de sa présence au corps, au moment du tirage au sort de sa classe, il ne subit pas d'examen de révision. La tumeur, à ce moment, n'est pas spontanément douloureuse, mais tout choc, toute pression exercée sur elle détermine, dans l'avant-bras et la main correspondante des douleurs lancinantes assez aiguës. C'est ainsi qu'à l'exercice, dans le mouvement de : « Arme ! bras ! » le levier du chassepot venant heurter et appuyer sur la tumeur, fait souffrir assez violemment Forest, qui se décide enfin à se présenter à la visite du médecin de son régiment. Celui-ci ne juge pas opportun d'intervenir.

Pendant quelque temps, Forest, en qualité d'ordonnance du colonel, se livre à des travaux moins pénibles. Il est exempté de gymnase et d'exercice, mais le renvoi de la classe 1869 amène son transfert dans une section d'ouvriers d'administration, à Vincennes, où il est employé comme botteleur. Cet emploi, nécessitant un certain développement de force musculaire, fatigue vite le bras malade. Forest renonce à continuer ce service.

Février 1874. Il entre à l'hôpital de Vincennes. Là, on lui propose une opération qu'il refuse, après avoir préalablement consulté sa famille.

Avril 1874. Il rentre au même hôpital pour réclamer lui-même l'opération. Cette fois, le médecin en chef recule devant toute intervention chirurgicale, et le malade sort de nouveau.

7 janvier 1875. Forest entre à l'hôpital du Gros-Caillou.

Le 22. De ce dernier hôpital, il est transféré au Val-de-Grâce, pour y être soumis à un examen.

A son arrivée, voici ce que nous constatons :

A première vue, existe au pli du coude du bras gauche, sans changement de couleur de la peau, une tumeur de la grosseur d'une noix, située dans la moitié interne de la ligne qui joint l'épicondyle à l'épitrochlée, sur le trajet connu du nerf médian. A la palpation, voici ce que l'on sent : Tumeur dure, lisse, mobile latéralement, mais fixe dans la direction de l'axe du membre, légèrement bosselée à la partie supérieure et externe. Sur ce même bord externe, on perçoit les battements de l'artère humérale au point où elle sort de dessous l'expansion aponévrotique du biceps. La peau est mobile sur la tumeur; celle-ci semble d'ailleurs située profondément au-dessous de l'aponévrose. A sa partie externe, on sent comme un rebord du nerf qui semble s'étaler et s'entr'ouvrir pour lui livrer passage.

Ce névrome n'est pas isolé, mais multiple. Au-dessus de la tumeur principale, on trouve, en effet, sur le trajet connu du nerf médian, cinq ou six petits renflements disposés en grains de chapelet, qui remontent jusqu'au tiers inférieur du bras. Au-dessous, l'on en sent également deux, ce qui fait que ces diverses tumeurs occupent une longueur du nerf, sensiblement égale à 10 ou 12 centimètres. Vers le milieu de l'éminence thénar, on trouve un autre noyau, du volume d'une noisette, plus douloureux que les autres; quand on le froisse, le malade ressent des élancements dans le pouce et sur les côtés externes de l'indicateur. Quand nous exerçons une pression sur la tumeur principale, nous déterminons une vive douleur s'irradiant au-dessous du pli du coude sur toute la partie de l'avant-bras et de la main inervée par le nerf médian (éminence thénar, pouce, index, médius et bord externe de l'annulaire). Malgré l'ancienneté de la lésion, il n'existe qu'une légère atrophie du membre ; le malade ne se sent pas aussi vigoureux de ce bras que de l'autre. De plus, le membre paraît anémié ; il est pâle, décoloré, et sa température, prise à plusieurs reprises comparativement, accuse un abaissement notable de température, de 2 degrés au moins; peu ou point de douleur spontanée.

Quelle thérapeutique devait-on suivre en ce cas? La tumeur est peu ou point douloureuse spontanément; de plus, elle ne paraît pas devoir prendre une extension plus considérable ; enfin elle est multiple et toute intervention chirurgicale entraînerait une perte de substance du nerf de 10 à 12 centimètres au moins. En revanche, il faut compter avec les conséquences possibles d'une opération entreprise à la légère, la névrite arrivant forcément et donnant lieu, le plus souvent, à des douleurs plus intolérables que celles provoquées par la tumeur primitive, les dangers inséparables de toute opération pratiquée dans cette région ; la paralysie fatale de tout l'avant-bras et de la main qui servent parfaitement au malade ; enfin et surtout la presque certitude d'une récidive, en raison de la multiplicité de la lésion. En conséquence et pour tous ces motifs, M. le professeur Gaujot jugeant l'opération comme inutile, sinon comme nuisible, et comme contraire à tous les principes d'une sage et bonne chirurgie, se décide à proposer Forest pour un congé de réforme pur et simple.

Cette observation, que nous avons rendue aussi complète que possible, est intéressante à plus d'un titre. On remarquera d'abord que la tumeur principale datait de cinq ans, que les tumeurs inférieures et secondaires avaient dû précéder son apparition, que la douleur n'est presque jamais spontanée, que le nerf médian a de la tendance à se couvrir de névromes tout le long de son parcours, et que si l'opération eût été pratiquée sur la première tumeur, il y a cinq ans, au niveau de l'éminence thénar, la répullulation eût été inévitable, puisque la multiplicité s'est produite sans cela.

A quelle genre de tumeur avions-nous eu affaire? Il n'est guère possible, en clinique, d'établir au sujet de névromes un diagnostic certain. Cela, du reste, importe peu, puisque les indications pratiques sont les mêmes. Cependant, en raison de la forme, de la consistance, de la grosseur et surtout du peu de douleur dont les tumeurs étaient le siége, nous présumons qu'il s'agissait de fibromes du nerf médian. La tumeur principale, celle du pli du coude, semblait rentrer dans la variété interstitielle latérale avec tendance à se pédiculiser.

Remarquons en outre l'absence absolue de causes déterminantes, et le peu d'atteinte portée, malgré l'ancienneté et la gravité relative de l'affection nerveuse, aux phénomènes trophiques, à la sensibilité et à la myotilité de la région innervée par le médian.

Obs. II. — Nous ne pouvons résister au désir de rapprocher de notre observation et de résumer ici celle si pleine d'enseignements, publiée par notre professeur agrégé, le docteur Spillmann, dans les *Mémoires de médecine et de chirurgie militaires* (tome XXX, 1874), et dans la *Gazette des Hôpitaux*, des 26 mars et 2 avril 1874.

Le 10 octobre 1873, Verry, soldat au 30e régiment de ligne, 24 ans, entre à l'hôpital de Médéah pour se faire opérer d'une tumeur au poignet gauche. Cet homme nous raconte qu'il a été opéré l'année précédente par M. Bachon, médecin-major des spahis, d'une tumeur qui occupait la paume de la main gauche. Notre collègue a publié, à son sujet, un intéressant travail dans le *Recueil de mémoires de Médecine militaire* (tome XXIX), travail contenant la première partie de l'observation de Verry, observation que nous résumons ici :

« Verry, soldat au 50e de ligne, 23 ans, entre à l'hôpital de Médéah, le 27 septembre 1872, pour une tumeur de la paume de la main.

« Antécédents : constitution bonne ; pas de scrofule ni de syphilis. Il y a un an, le malade éprouve quelques légères douleurs dans le bras gauche, surtout dans la région située au-dessus du coude. Il croit d'abord que c'est un rhumatisme. Tumeur indolente qui se révèle un jour à son attention, à la suite d'un contre-coup reçu à la main en maniant une pioche. A dater de ce moment la tumeur s'accroît lentement. La tumeur est devenue douloureuse, et Verry réclame l'opération. Entre la région thénar et hypothénar, existe une tumeur assez régulièrement arrondie, située immédiatement au-dessus du pli moyen de la main, et empiétant légèrement sur le pli demi-circulaire de la base de la région thénar. Elle a environ 3 centimètres 1/2 d'étendue dans son plus grand diamètre ; lisse et irrégulière, non adhérente à la peau qui a sa couleur normale et au-dessous de laquelle elle paraît siéger au premier abord. Le volume de la tumeur n'est modifié ni par la compression directe, ni par celle des artères du bras et de l'avant-bras. Pas de pulsation ni de bruit. Le malade n'accuse aucune douleur spontanée dans la tumeur. Mais, par la pression, on détermine une douleur assez vive, s'irradiant vers le pouce et l'index. Douleurs permanentes, mais peu prononcées au-dessus du coude. La peau de la face interne de la main est constamment baignée de sueur ; cette hypersécrétion n'existe pas de l'autre côté et ne s'est montrée à la main gauche qu'en même temps que la tumeur. — Opéré le 8 octobre.— Incision de 4 centimètres parallèle à l'axe de la main ; section du médian au-dessous du ligament antérieur du carpe ; quoique le malade fût endormi, cette section provoque une vive douleur. — Pansement simple et immobilisation de la main. — Tumeur ovoïde (diamètre 4 cent. 1/2). Tissu blanchâtre, d'aspect lardacé. Au sommet de la tumeur, vingt filets nerveux dissociés pénètrent dans la tumeur, plus gros qu'à l'état normal, ce qui s'explique par l'hypertrophie du névrilème ; on peut les suivre dans la masse morbide.

*Examen microscopique.* — Fibres connectives et cellules fusiformes. Tubes nerveux dans presque toute la tumeur et cellules graisseuses.

« Le 13. Le malade va bien. Face palmaire du pouce, index et médius insensibles.

« Le 18. La sensibilité commence à reparaître avec de la douleur.

« Le 20. Sensibilité normale sans douleur.

« Le 8 novembre. L'opéré, guéri, sort de l'hôpital. »

A peine sorti de l'hôpital (c'est M. le professeur agrégé Spilmann qui parle), Verry voit apparaître, 1 centimètre au-dessus du ligament antérienr du carpe, une tumeur de la grosseur d'un pois, dont la pression est douloureuse. Au mois de juin 1873, le malade vient à notre consultation et nous fait constater une tumeur du volume d'une aveline, longeant le bord interne du tendon du petit palmaire. Tumeur indolore quand on ne presse pas dessus. Douleurs suivant le trajet du nerf médian. Une pression exercée sur le nerf en dehors de la tumeur ne provoque aucune douleur. Membre supérieur amaigri.

Le 10 octobre, la tumeur a augmenté. Les douleurs sont les mêmes. La tumeur a quintuplé de volume en quatre mois. Nous l'opérons.

Avant l'opération : mouvements du poignet normaux ; tous les doigts arrivent à la flexion complète, mais serrent avec moins de force que ceux du côté opposé. On ne remarque à cet égard aucune différence entre les doigts innervés par le nerf médian et le nerf cubital. Le nerf jouit des mouvements d'extension, de flexion, et d'adduction, mais les mouvements spontanés d'opposition sont impossibles.

La sensibilité est abolie complètement au niveau de la face inférieure des deux dernières phalanges de l'indicateur ; le malade nous raconte qu'il s'est piqué et brûlé sans éprouver de sensations douloureuses. Partout ailleurs, sur le trajet du nerf médian, la sensibilité est conservée ; les piqûres de compas sont perçues au même degré d'écartement que sur la main opposée. La peau est violacée et plus mince qu'ailleurs, ce qui peut être attribué au défaut d'exercice aussi bien qu'à une altération nutritive directe. Epiderme et ongles normaux. Pas de trace d'éruption accompagnant les lésions nerveuses. La paume de la main et la face palmaire des trois premiers doigts sont ordinairement couverts de sueur.

19 novembre. Deuxième opération. Tumeur fusiforme. Impossible de voir si les parties du nerf réséquées par notre collègue sont régénérées. Pansement ouaté et immobilisation avec silicate de po-

tasse. Le soir de l'opération, douleurs dans l'annulaire et l'auriculaire de la main (réflexes) qui passent au bout de quatre jours. Le bandage reste vingt jours. Pas de fièvre. A la levée de l'appareil, poignet peu gonflé et indolore. Doigts mobiles, ce qui n'a rien de surprenant puisque les filets qui animent les fléchisseurs émergent du nerf médian au-dessus du point réséqué. Les mouvements du pouce sont comme avant l'opération ; la sensibilité est demeurée intacte et est même exaltée.

Au bout d'un mois, les douleurs vagues ont complètement disparu ; la pression exercée sur le nerf n'est pas douloureuse. Les mouvements et l'insensibilité restent tels quels. La main est atrophiée, mais on ne note plus de sueurs ou de teinte asphyxique. L'abaissement de température = 1 degré.

*Observations.* — Remarquable au point de vue de la simplicité d'une opération qui passe pour sérieuse, au point de vue de la récidive, et surtout au point de vue physiologique, cette observation mérite d'être relatée.

La simplicité des suites est due, suivant nous, au mode de pansement employé. La tumeur est-elle une récidive? non, car la tumeur s'est manifestée un mois après l'opération, un centimètre au-dessus du ligament large, alors que le D^r^ Bachon avait coupé le nerf à un centimètre au-dessous.

De plus, huit mois après l'opération, il n'existe aucune lésion sous le ligament annulaire et ces lésions deviennent manifestes au moment de l'opération. Nous avons donc affaire à un nouveau névrome et non à une récidive. Cette opinion assombrit notre pronostic.

Au point de vue physiologique, l'observation est d'un haut intérêt, car elle est en opposition avec plusieurs règles généralement acceptées.

Du côté de la motilité, tout est normal; il est tout simple que les doigts continuent à se mouvoir, puisque les nerfs des muscles de l'avant-bras ont été respectés, puisque les interosseux sont innervés par le cubital ; il est tout simple aussi que le pouce ait perdu son mouvement d'opposition, en conservant l'adduction, puisque le muscle adducteur est sous la dépendance du cubital.

Mais il est loin d'en être de même au point de vue de la sensibilité. Première opération, 8 octobre. Dès le 18 du même mois, commencement de sensibilité. Dès le 20 octobre, sensibilité normale, excepté dans les deux dernières phalanges de l'indicateur.

On ne peut attribuer ce fait à une régénération nerveuse, car il est démontré que ce phénomène ne se produit pas avec une pareille rapidité. On ne peut l'attribuer à une soudure bout à bout, l'étendue de la portion réséquée rendant ce phénomène impossible.

Peut-être la séparation du médian en branches terminales commençait-elle ici plus haut que de coutume, et que mon collègue, le Dr Bachon a réséqué seulement les branches de l'index. Mais, après notre seconde opération, cette objection n'est plus possible : c'est bien le médian qui est réséqué dans une étendue de huit centimètres, et cependant la sensibilité de la paume de la main et des doigts reste ce qu'elle était avant l'opération. Voici donc un fait qui vient s'ajouter à ceux que M. le professeur Paulet a réunis dans sa consciencieuse étude sur les suites immédiates et éloignées des lésions traumatiques des nerfs. Il contribuera à démontrer que les données de physiologie moderne ne suffisent pas toujours à expliquer les phénomènes qui résultent des sections et résections nerveuses.

Ce fait pourrait, à la rigueur, s'expliquer par la découverte du professeur Robin, qui a constaté que des filets nerveux qui vont se perdre dans les corpuscules de tact des doigts tirent leur origine d'anses terminales rattachées d'une part au nerf médian, d'autre part au nerf cubital.

Mais alors pourquoi la sensibilité est-elle totalement abolie à l'extrémité de l'index, pendant qu'elle est conservée partout ailleurs? Du reste, cette découverte ne peut expliquer la mobilité conservée après la section d'un nerf. Or. ce phénomène a été observé plus d'une fois, comme le prouvent les observations de Laugier, Nélaton, Descot, Leudet, Horteloup, reproduites et analysées dans le savant mémoire de M. le professeur Paulet.

Il y a donc toujours là une inconnue que les physiologistes sont appelés à dégager.

Nous ne saurions rien ajouter de plus à cet exposé si clair et si intéressant d'une observation pleine d'enseignements et de déductions pratiques.

Quant aux diverses observations de névromes, consignées dans les thèses et dans tous les travaux qui ont trait au sujet, nous croyons inutile de les reproduire ici, et nous renvoyons aux monographies remarquables que nous indiquons à l'article : Bibliographie.

---

## CONCLUSIONS.

D'après tous les faits qui précèdent, nous croyons pouvoir poser les conclusions suivantes :

I. Toute tumeur, placée sur le trajet d'un tronc ou d'un filet nerveux, et constituée par une hyperplasie plus ou moins grande des éléments des nerfs, est un névrome.

II. Selon la quantité et la disposition des éléments nerveux contenus dans la tumeur, le névrome peut prendre différents noms : médullomes, tubercule douloureux, névrome plexiforme, névrome d'amputation, fibrome, myxome, etc.

III. Les médullomes (névromes nerveux, vrais, fasciculés, myéliniques ou amyéliniques) sont peu fréquents. Ils peuvent affecter tous les nerfs de l'économie, ont de la tendance à se généraliser, et s'accompagnent le plus souvent de troubles intellectuels.

IV. Le tubercule douloureux (tumeur fibro-celluleuse, enkystée, fibrome, painful subcutaneous tumour) peut être constitué par du tissu fibreux, du tissu fibro-plastique ou du tissu nerveux pur; il est toujours placé sur le trajet d'un filet nerveux, et doit être considéré comme un névrome.

V. Le névrome plexiforme peut renfermer également beaucoup de tubes nerveux; c'est en général une tumeur formée en grande partie par l'hypertrophie du névrilème et du périnèvre.

VI. Le névrome d'amputation, par sa structure et sa richesse en éléments nerveux, tient le milieu entre les névromes où l'élément nerveux domine et ceux où la plus grande partie de la tumeur est constituée par du tissu fibreux.

VII. Les fibromes, longtemps considérés comme le seul produit pathologique se développant sur les nerfs, sont des tumeurs de forme variée, ordinairement petites, à marche lente ou stationnaire, d'une consistance dure, quelquefois cartilagineuse, formées d'un tissu blanc et sec à la coupe.

VIII. Dans quelques cas, les fibromes ont pu se ramollir par dégénérescence graisseuse, et devenir kystiques.

IX. Les myxomes, décrits par Virchow et regardés par lui comme très-fréquents, sont également des tumeurs de volume variable, à marche lente et continue, fusiformes ou globuleuses, uniques, multiples ou généralisées, de consistance demi-molle ou fluctuante, et ayant, parfois, tous les caractère d'un kyste.

X. *Nombre.* — Toutes ces tumeurs peuvent être locales ou uniques, multiples ou généralisées.

XI. *Siége.* — Tous les nerfs, ainsi que les centres nerveux peuvent devenir le siége de névromes.

XII. *Etiologie.* — On trouve les névromes plus fréquemment chez l'homme que chez la femme, excepté toutefois le tubercule douloureux qui affecte principalement le sexe féminin. Ils apparaissent le plus souvent sans cause manifeste, quelquefois à la suite d'un traumatisme.

XIII. *Symptômes et Pronostic.* — Différents selon que la tumeur est isolée, multiple et généralisée.

XIV. *Diagnostic.* — Cliniquement le diagnostic différentiel du névrome est facile; mais le microscope seul peut établir d'une façon précise les diverses variétés de névromes.

XV. *Traitement.* — Dans les cas de névrome unique et très-douloureux *seulement*, il faut tenter l'ablation suivie de la suture nerveuse. Nous avons parlé des cas qui réclament plutôt l'énucléation. Quelques circonstances, extrêmement rares, peuvent amener le chirurgien à pratiquer l'amputation d'un membre. Mais il faut toujours se défier de la récidive. Dans tous les autres cas, il faut s'abstenir, surtout lorsque la tumeur est multiple ou généralisée.

---

# INDEX BIBLIOGRAPHIQUE


Jean de Vigo. Pratica in arte chirurgica copiosa, 1512, de Apostemat., f. 31.

A. Paré. Œuvres. In-folio. Lyon, 1663. Livre vii, chap. 20, p. 205.

Cheselden. Anatomie of the human body, 1741, page 256.

Camper. Démonstrat. anatom.-pathol., liber primus, 1760.

Odier (de Genève). Manuel de médecine pratique, 1803.

W. Wood. On painful subcutaneous tumour (Edinburgh Journal, 1812).

Descot. Dissertation sur les affections chirurgicales des nerfs, thèse de Paris, 1822.

Aronssohn. Observations sur des tumeurs développees aans les nerfs, thèse de Paris, 1822.

Bonnet (de Lyon). Journal de médecine de Lyon, 1842.

Robert Smith. Treatise on the pathologie, Diagnosis and Treatmens of Neuroma. Dublin, 1849.

Facieu. Thèse de Paris, 1851.

Swann. A treatise on diseases and injuries of nerves, 1834.

Bulletin de la Société de chirurgie, tome I, 1851.

Bulletin de la Société anatomique de Paris, 1853.

Houel. Mémoire sur le névrome (Soc. de chir., t. III, 1853).

Lebert. Rapport sur le mémoire précédent, 1853, ibid.

Verneuil. Bulletin de la Société anatomique, 1854.

Kupferferg. Beitrag z. pathol. Anatomie d. Geschwulste, in Verlante d. Nerven.; Mainz. 54.

Larrey. Mémoires de chirurgie, compte-rendu de M. Gaujot, 1856.

Depaul. Bulletin de la Société anatomique, 1857.

Fuhrer. Neurombildung und Nervenhypertrophie (Archiv f. Physiologie; Heilkunde, 1856.

Wolkmann. Ueber ein faustgrosses, ulcerirtes Neurom in Handteller (Virchow's Archiv f. pathol. Anatomie, 1857).

Weissmann. Ueber nervellenbildung in einem Neurom. Zeitschrift. f. rationnelle. Medizin, 1859. Reih. III, Bd. VII, p. 209
Cornil. Mémoires de la Société de biologie, 1863.
Azam. Résection du nerf sciatique (Gaz. Hôp., 1864).
Virchow. Traité des tumeurs, 1869.
Leboucq. Des névromes. Thèse de Paris, 1865.
Caizergues. Des névromes. Montp., 1867.
Margerin. Du névrome plexiforme et des névromes en général. Thèse de Paris, 1867.
Paulet. Mémoires de la Société de chirurgie, 1868.
Broca. Traité des tumeurs, tome I.
Holmes. Treatrise of Surgery.
Follin et Duplay. Pathologie externe. Tome II, p. 217.
Labbé et Legros. Etude anatomique de trois cas de névromes (Journal d'anatomie et de physiologie, mars 1870).
Foucault. Des tumeurs des nerfs mixtes. Thèse de Paris, 1872.
Letiévant. Sections nerveuses; Lyon, 1873.
Spillmann. Névromes du nerf médian (Mémoires de médecine et de chirurgie militaire. Tome XXX, 1874).
Lancereaux. Anatomie pathologique, tome I, 1875.



Parent, imprimeur de la Faculté de Médecine, rue Mr-le-Prince, 31.

www.ingramcontent.com/pod-product-compliance
Ingram Content Group UK Ltd.
Pitfield, Milton Keynes, MK11 3LW, UK
UKHW021628260726
13994UKWH00003B/1125